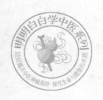

刘凌云 编著

明明白白学中医②

望闻问切篇

U0263854

SPM 南方出版传媒

广东科技出版社 | 全国优秀出版社

·广州·

图书在版编目（CIP）数据

明明白白学中医．2，望闻问切篇 / 刘凌云编著．—广州：
广东科技出版社，2015.10（2017.2重印）
（明明白白学中医系列）
ISBN 978-7-5359-6422-9

Ⅰ．①明…　Ⅱ．①刘…　Ⅲ．①中国医药学　Ⅳ．①R2

中国版本图书馆CIP数据核字（2015）第233543号

明明白白学中医2：望闻问切篇
Mingmingbaibai Xue Zhongyi 2: Wang Wen Wen Qie Pian

责任编辑：曾永琳
封面设计：林少娟
责任校对：陈素华　吴丽霞
责任印制：彭海波
出版发行：广东科技出版社
　　　　　（广州市环市东路水荫路11号　邮政编码：510075）
http://www.gdstp.com.cn
E-mail: gdkjyxb@gdstp.com.cn（营销中心）
E-mail: gdkjzbb@gdstp.com.cn（编务室）
经　　销：广东新华发行集团股份有限公司
印　　刷：佛山市浩文彩色印刷有限公司
　　　　　（广东省佛山市南海区狮山科技工业园A区　邮政编码：528225）
规　　格：787mm×1092mm　1/16　印张14.75　字数300千
版　　次：2015年10月第1版
　　　　　2017年2月第3次印刷
定　　价：36.00元

中医世界，梧桐家园

　　"天覆地载，万物悉备，莫贵于人"（《素问·宝命全形论》），探索人类生存方式和生命意义是中医学产生及其存在的全部价值之所在。这种价值包含了中医对每一个个体生存状态、血脉承续以及生命意义的独特慧思，包含了中医始终追求的人与天地自然之间的一种和谐融洽的质朴理念，这种价值更是体现在中医对每一个具体生命的一种术同道合的完美呵护。

　　"一株青玉立，千叶绿云委"（唐代白居易《云居寺孤桐》），高大昂扬、葱郁繁密的梧桐总是承载着人们的美好憧憬。在中国古典文学中，梧桐有着多重的寓意和象征。梧桐的品格是高洁的，"凤凰鸣矣，于彼高岗。梧桐生矣，于彼朝阳"（《诗经·大雅·卷阿》）；然而"梧桐更兼细雨""梧桐叶落秋已深"，梧桐又时时会带给人们一丝丝的愁绪。古人青睐于梧桐的质朴和品格，梧桐不娇嫩，极强的生命力使得它能够扎根于大江南北，"岁老根弥壮，阳骄叶更阴"（宋代王安石《孤桐》），这种生命力更是体现了一种老而弥坚的顽强。梧桐高洁的品格是与生俱来的，所以古人将梧桐视为神鸟凤凰的栖身之处；梧桐的高洁更在于它的奉献，不求生存的环境，却总能以浓荫茂密、绿意盎然的姿态给人以一种美的感官享受，而且这种姿态并不张扬，本色而自我。只有会品读的人才觉得自然而质朴就是一种美。作为良木，梧桐的贡献殊多。其叶、花、果、根可入药，具有清热解毒、祛湿健脾的功效；其种子可食用和榨油，其树皮可造纸，其木材可用来建房和制成琴以及各种器具。正因为古人崇敬、仰慕梧桐的品质，所以梧桐寄托了古人对高尚精神品德的一种追求，"圣人不生，麟龙何瑞。梧桐不高，凤凰何止。吾闻古之有君子，行藏以时，进退求己，荣必为天下荣，耻必为天下耻。苟进不如此，亦何必用虚伪之文章，取荣名而自美"（唐代齐己《君子行》）。

文学与世俗中的中医常被别称为"岐黄""杏林""青囊""悬壶"等，但在我眼里，梧桐的意象才是真正寄托了我对中医的所有情感，因为中医之于梧桐有着太多的相似。

从原始丛林中的生存斗争开始，到占据世界医学舞台独领风骚数个世纪，从西学东渐后的风雨飘摇，到坚定迈步走进人类已经可以实现古人"登天揽月"梦想的今天，中医始终与人类的繁衍和进步相搀并行，其扎根之深，生命之强，绝无仅有！"方技者，皆生生之具"（《汉书·艺文志》），"医者，意也"（《后汉书·郭玉传》），中医在天地自然之间探索生命的状态、意义和价值，其意境是高远的。中医所蕴含的"道"和"理"，常常予人以精神的净化和升华；中医的术是质朴而自然的，但遵从的却是崇高的"生生之道"，这种施加于生命的术同道合的呵护，正是意境和品质的完美统一。

然而，在古人的眼里，梧桐常常又是孤独的。因为它既不够雍容华贵，又含蓄而不张扬。但梧桐却不在意于世人的目光，淡定而从容。中医的孤独也是有的，因为其境、其理、其术，在现代很多人看来已经太过遥远、玄奥和落后了。也许是因为社会进步了，科技发达了，技术先进了，观念更新了，乃至我们阅读和思考的习惯都改变了吧。事实上，从《黄帝内经》到《伤寒论》，从金元时期的四大家到明代的温补学派再到清代的温病学派，伴随着每一次的时代变革和社会进步，中医都在不断地进行着自我完善和创新。但其所蕴含的"道"依旧是亘古以来法于自然的"道"，所诠释的"理"依旧是人与天地共存的"理"，而所用的术，即便有形式上的革新，但始终没有与"道"和"理"相背。任何时代，中医呈现的始终是一种术同道合的完美！

中医自有中医的世界，这个世界的主体是禀天地之气而生的人。秉持着道法自然、重人贵生的核心理念，几千年来中医护佑着华夏民族，使血脉得以承续，生命得以繁衍和成长。文学中的梧桐往往是实体和精神家园的象征，而中医的世界，就是一所真实的、我们身心所寄的梧桐家园。"苍苍梧桐，悠悠古风"（宋代晏殊《梧桐》），白云苍狗，沧海桑田，古朴家园外的世界不断变得全新而精彩，总是让我们满怀新奇地去不停追寻和探索，去探寻天地间生命的存在、意义和价值，去定位浮华尘世芸芸众生中的自我。然而，我们又常常感到困惑茫然和身心疲惫。但是，当我们静下心来的时候，蓦然回首，发现家园仍在，古朴依然。我们所要找寻的一切也许早已存在。今天的我们，也许只有在心静了、静悟了之后，才能真正地回归那一直伴随着、呵护着我们成长的家园。

20世纪20年代末，中医大家秦伯未创办了冠名"中医世界"的新医学杂志，在每一期的杂志封面上都印有一张以中国为中心的世界地图，并题字"化中医为世界医"。大家自有大家的胸怀，令世人赞叹！然而，我却狭隘地认为中医的世界是独有的，传承的文明、哲学文化的内涵底蕴、自然社会的秉性以及道术合一的生命价值观，使得它难以被其他文明真正地理解和领悟。当然，它也不需要去融化其他文明或融入他支别派，更不需要迎合时尚而解构重建自己。中医自有中医的道，虽然术可常新常变，但道却不会因时空的变换而改变。天地长存，道自常在。"道者，圣人行之，愚者佩之"（《素问·四气调神大论》）。华夏文明哺育了华夏子孙，也孕造了属于他们的实体和精神的家园。

中医世界，梧桐家园，不管我们走得多远，尽管我们时时懵懂，但家园对我们每一个人而言都是永远不能背离和抛弃的。只有去爱家园，从了解家园的一草一木开始，到坚守住传承血脉的家园，我们才能拥有更理性的思想，才能以更深邃的目光去认知属于我们自己的世界和人生。

心香一瓣，愿天下越来越多的人与中医相知、相守！

严灿

2014年10月30日

于广州观沧海书斋

目录
Contents

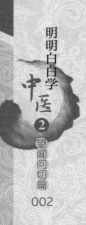

第三章　闻诊

第四章　问诊

第五章 （切诊）

第六章 （中医诊断之灵魂：辨证）

第七章  将中医辨证论治进行到底

第一章

中医是怎样诊病的

自然界的万事万物，其本质总是"犹抱琵琶半遮面"，能够显山露水的永远都是表象。长期以来，我们也习惯了这种认知方式，也就是说，通过外在表象来推测事物内在的本质变化。就像《淮南子·说山训》里谈到的："见一叶落而知岁之将暮，睹瓶中之冰而知天下之寒。"看到落叶，知道秋天将近；看到结冰的水，便知寒意不远矣。再往通俗了讲，看到舞动的枝柳便知风来了，即使看不到有形的风；研究一下树干的年轮，便可推算出其"芳龄几何"；"尝一脔肉，知一镬之味；悬羽与炭，而知燥湿之气。"如此等等。

道理都是相通的，用在人体身上，则可以通过望、闻、问、切这四大"法器"来诊病。通过观面色、察舌象，通过听声音、闻气味、询病情，通过切脉象、触包块、按皮肤等收集一系列与病情相关的线索，明察秋毫来判断人体内发生了怎样的变化，并由此做出诊断，并根据诊断的内容来进行辨证，接着就是开方调治了，当然后者涉及治疗，在这里我们暂不作为重点。

说到这里，向各位补充一点：一位在中医院校象牙塔里钻研学问、著作等身的医家，运用四诊方法来诊断疾病的临证水平和能力，与一个猫在简陋的小诊室里、几十年扑在临床第一线的民间中医相比，前者完全有可能被后者比下去。道理很简单，中医实实在在，讲究的是临床真功夫，实践性很强！

🔯 中医诊断档案馆——望闻问切

说起诊法，望闻问切，字面不难理解，但掌握起来并不简单。先来讲一个故事：20世纪初，美国最大的公司福特公司的一台电机出了故障，公司修了两个月也没修好，有点黔驴技穷的时候，公司请来了斯坦门茨修理。说起这个斯坦门茨，他曾凭着卓越的管理才能和高超的技术带旺了其任职的一家濒临倒闭的小公司而声名鹊起。只见这位斯坦门茨在电机旁边仔细观察，计算了两天后，给出了故障原因。他用粉笔在电机外壳上画上一条线，然后说："打开电机，在记号处把里面的线圈减少16圈就好。"人们半信半疑照他的话去做，结果毛病确实出在那儿。当电机修好后，他向福特公司的老板索要1万美元的酬金。老板请他列个合理明细表，说明费用的出处。斯坦门茨写道："用粉笔画一条线 1 美元，知道在哪画线9999美元。"当然，最后的结局很圆满，酬金照付，重金聘用。

那么借用这个故事说明4点：①人和机器一样，都会出故障，很多人搞不清楚哪里出了问题，说明诊断不易。②在哪里画线很重要，这就是诊断，人体亦然，这条"诊断线"是画在脾还是画在肝，"where"的价值和意义就在这里。③仅仅得出诊断，有了"鱼"还不够，那下次遇到类似的问题很多人还是会一头雾水，怎么办？授之以"渔"，这就涉及辨证"why"的过程，放在后面再细说。只有鱼渔兼得，才会推而广之。④"在记号处把里面的线圈减少16圈"的做法是在明确了诊断之后的处理方法和手段。人体不像机器，有时候不完全是一一对应的，诊断清了，治疗方案一定就有效也不尽然。但不管怎么说，可以肯定的是，诊断一旦明确，可以不断推进治疗手段和方案的完善和成熟。

❀ 什么是诊断

分开来讲，诊就是通过诊察、检查辨识症状，收集病情资料。而断就是判断、决断，对病情做出辨别。其实从"斷"字的造字就可窥见一斑。四个绞丝叠在一起，足见情形的复杂，而右侧的"斤"好比斧头，化繁为简行使决断的权力。所以中医诊断的任务就是要解决三大块的内容：诊察疾病、辨别证候、判断疾病。简单地讲，涉及三部分内容：诊法、辨证、诊病。

❀ 中医诊断如何辨病情、诊疾病

中医诊断靠什么做到辨病情、诊疾病？聪慧的古人告诉了我们答案。《素问·阴阳应象大论》有这样一段中肯的话："以我知彼，以表

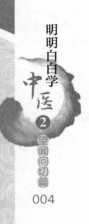

知里，以观过与不及之理，见微得过，用之不殆。""以我知彼"就是知己知彼，"以我知彼，以表知里"，亦即司外揣内；"见微得过"，其实就是见微知著；"以观过与不及"，不就是说的互相比较，知常达变么？可以说，这是中医诊断的三个原理。

（一）司外揣内

第一种原理：司外揣内。《灵枢·本藏》篇说："司其外应，以知其内脏，则知所病矣。"《丹溪心法》也讲："欲知其内者，当以观乎外""诊于外者，斯以知其内"，之所以这样做，那是因为"盖有诸内者必形诸外"。中医诊断利用司外即观察外部的病理现象来揣内即推测内脏的病理变化的方式，相当于控制论中的黑箱理论，或者更进一步说是灰箱理论。黑箱理论，顾名思义就是不打开箱子，里面是石头还是宝石，让你猜。西医因其技术手段多样，更多的是采用打开"黑箱"的做法，也就是"白箱"的方法。有什么好处呢？一目了然：用手术刀一划拉，阑尾发炎、胆囊里长石头尽收眼底。其实在采用"白箱"方法之前，西医也是有一个司外揣内的判断过程的。打不打开，其利弊一言难尽。但必须得承认，这种打开黑箱的办法，本身也是一个破坏的过程，不仅本身正常的结构功能会受到破坏，患者也要承担莫大的痛苦。所以，中医诊断更多的是回归人体本身，利用其自身内部阴阳平衡的过程而不是靠外界的干预来认识疾病的发生、发展的这样一个过程。比如，通过观察发热、烦渴、面赤、身热、苔黄、脉数这样一个外在的表现来推断里热壅盛，而西医是通过一些体征和实验室检查来揣度的。

（二）见微知著

第二种原理：见微知著。俗话说，一花世界，一叶一菩提。通过身体局部的微小变化，可以测知整体的变化。人体是一个有机的统一整体，每一脏器都会和它相属的官窍、百骸发生千丝万缕的联系。比如，肝脏有病会反映到指甲、眼睛，肾脏有病可以反映到腰部、小便，心脏有病可能会在小小耳垂上出现皱褶等。人的面部、鼻子、耳朵、脚掌甚至一块掌骨都可能反映身体的情况，因为它包含了对应脏器，甚至全身的信息。用一句时髦的话讲，相当于生物全息现象。所以，一粒种子可以发芽长苗，一个细胞可以克隆出动物器官，这都是局部中包含了整体生物信息的缘故。

（三）知常达变

第三种原理：知常达变。《素问·玉机真脏论》说过："五色脉变，揆度奇恒。"什么意思？"揆度"就是推测揣度，"奇恒"就是正常和不正常的，合起来讲就是对正常和不正常的进行比较。西医诊断发烧有发烧的标准，诊断高血压病和高脂血症又各有其明确指数，都是数字指标来说话。中医不同，讲究的是整体观，不能从中割取出一个内容在实验室弄个指标出来。中医的世界里，一个白可分出淡白、㿠白、苍白，一个望神可分得神、失神、少神、假神、神乱。中医没有明确的客观化的标准，需要放在特定的情境中经过整体比较得出相对的概念，所以长期累积的经验对于比较性的判断和辨识非常重要。

第一章

望 诊

"望而知之谓之神"，既称之为神，可见望诊的意义不可小觑。中医望诊档案馆馆藏内容丰富，主要包含神、色、形、态几个方面的内容。神与形相对、色与泽相合、形与态相应。神藏于内，形见于外，查色可辨寒热虚实，观泽可辨善恶生死，而形主静，态主动。接下来，我们慢慢讲。

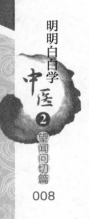

人有神气显，藏心栖目间

先来讲神。我们都有过类似的经历，当你面前闪过一个人，会对其产生一个初步印象：目光如炬、神采奕奕、精神抖擞，说的是一个人神气十足；或者目光黯淡、眼神迷离、目光游弋，说的是一个人神气不足。这一切笼统的直觉首先是通过目光交织的瞬间来感悟到的。因为眼睛是心灵的窗户，通过这扇窗，神气浮现：或坚毅，或疑惑，或气定神闲，或心安不惧。神，《说文解字》言："天神，引出万物者也，从示申。"这层意义上理解神也就是上帝，造物主的意思。我们这里更偏重于引申出的另一自然产物——人神，是父母之精结合瞬间的产物。《灵枢·本神》说："故生之来谓之精，两精相搏谓之神。随神往来者谓之魂；并精而出入者谓之魄。"来自父母的精亦即精卵结合的一瞬间，新生命的"神"随之诞生。我们中国人说起人的年龄，喜欢用虚岁来计算，其实就是从精卵结合孕育新生命开始时的时间算起，应该说是真正意义上对生命的一种尊重和敬畏。

说起神，不能不提到魂魄，教科书上讲得少，其实不应该被忽略掉。《灵枢·天年》曰："血气已和，荣卫已通，五藏已成，神气舍心，魂魄毕具，乃成为人。"如果把精神比喻成一家之长，神为父，精为母，那魂魄好比一儿一女。魂为子，为阳，随着无形的神气运动，控制无形的能量、信息、思想、意识、情感、智慧；魄为女，为阴，伴随着有形的精出入，控制有形的身体，影响人的知觉、饥渴、需要、冷暖、排泄等诸多本能的神。可以粗浅地说，魂是脑和心的功能，魄是脊髓功能①。从这个意义上来看，手碰到刺不自觉地缩回，晚上睡着了踢被子，甚至在街上看到美女瞳孔放大、情不自禁多望几眼，都是魄这个本能之神在起作用。乒乓球运动员的本能反应能力比一般人强，也说的是他们的魄力强。那么魂呢？耳熟能详的魂牵梦绕、失魂落魄甚至魂飞魄散又是怎么回事？这里借用道家对魂的分析来加强对它的理解。魂是对无形能量、信息、情感、智慧等的一种把控，道家细分为胎光、爽灵和幽精，三者最重要的是胎光，它是生命之光。胎光晦暗之人就会黯然神伤，容易悲观、抑郁，说一个人丢了魂似的，就是指胎光的不足。胎光是人生命力是否能延续、是否具有自愈倾向的根本。诊断里有神无神、得神失神即可治不可治，即以胎光之神为基准。胎光泯灭即为失神，纵华佗和扁鹊在世，也无力回天。爽灵即指人快速灵动的反应，也就是常言说的聪慧、机灵而言，而幽精则与生殖相关。只初步了解，不展开细说。

现在流行做美容，为了保持面容姣好，美容院打出了各种各样的奇招怪式。其实漂亮的面容不是美容院打造出来的，漂亮健康面容的标准是什么？不是白里透红，而是里面蕴含的神。神在，无论黑白，都是漂亮得有神采。神缺，即便白嫩细腻，都是温室里的花朵，病态呆滞无神气。

在对神有个粗浅的感性认识之后，我们就要进入望神。大家都在谈望神，望来望去到底望的是什么？你不能左顾右盼上下打量盯着患者看上几分钟，患者会发毛的。要一望便能知神，看似冷眼旁观，实则以神会神，要的是一种迅捷和敏锐。

神有狭义和广义之分。狭义的神简单地讲，是指神志、精神、意识、思维和情感等而言，为心之所主。广义的神是整个生命活动外现的状况，是一种表露的神气。其实二者是相互包容在一起的，望神时不论狭义之神志还是广义之神气，都是一并涵盖了的。当然，有时候也不全是一望尽知的。有句话是这样说的："微笑只是个表情，与快乐无关。"对于那些隐忍不外露之人，思维、情绪、情感不是一下子就能显现出来的。望神不是一个表面功夫，但是通过望神的盛衰，确实可以了解精气的盛衰。因为精气是神的物质基础，是神的后勤保障，而神则是精气的一种外在表现，神吃饱喝足得到了供养，神采自然闪现，正所谓

① 徐文兵. 字里藏医. 合肥：安徽教育出版社，2012.

精足则神旺。

神的表现有4个方面，如目光、色泽、神情、体态。《望诊遵经》里有言 "人之神气，栖于两目" "神藏于心，外候在目"。具体说来，分为得神、少神、失神、假神和神乱。

❀ 得神

目光灵动、精彩内含、思维敏捷、肌肉不削、反应灵敏，就是得神。说有的人长着一双会说话的眼睛，其实就是对其灵动晶亮有神采的描述。除了眼神之外，面色明润亮泽，对答如流，思维是清晰的，活动自如，身手是敏捷的。精足神旺者，即使有点小病小痛，一般都比较轻浅，恢复得也快。

❀ 少神

也就是神气不足，一副无精打采的样子。如果连续加班熬夜折腾上几个通宵，人就会显得精神不振，眼睛就会缺少神采了。面色欠红润，眼圈发黑，反应迟钝，好像脑子里灌了糨糊，懒洋洋提不起精神的那股子劲儿就是少神。少神就是提醒你精气不足了，机体活动在减退，这个时候就需要养精蓄锐。病久之人或大病初愈之虚弱状态下都会出现少神的表现，多半是虚证。

❀ 失神

与少神相比，失神就严重多了。这里面又分两种情况：

一种是精亏神衰的失神。精气亏虚至极，神气得不到供给，就如同兵马得不到粮草的供养而神气衰败，表现为失神。首先眼神是呆滞的，就像死鱼眼，目光浮露无神气。面色是晦暗无光泽的，精神极度疲惫，有的意识模糊甚至神志出现了昏迷。《红楼梦》里有这样一段话："却说宝玉成家的那一日，黛玉白日已昏晕过去，却心头口中一丝微气不断。"其实就是失神的描述。有的不仅神志昏迷，大小便都会失禁。口张、目合、手撒、遗尿、神昏，这叫"五竭"，属于败症，预后是不好的。

另一种是邪盛扰神的失神。这时候也会出现神志昏迷等不正常的表现，多是因为邪气盛扰乱心神的缘故，比如邪热痰浊蒙闭心神。这种失神和前者的精气亏虚引起的失神不同，这种多半是急性病，病程短，体质状况还是不错的。比如《红楼梦》第二十五回，贾宝玉中了马道婆的厌胜巫术后"不省人事，睡在床上，浑身火炭一般，口内无般不说"。其实就是痰火扰心、热扰心神的典型表现。至于之后宝玉口中嚷嚷道："从今以后，我可不在你家了！快收拾了，打发我走罢。"这就是热扰心神后出现的神昏谵语了。还有的会出现循衣摸床、撮空理线，怎么讲？就是神志不清楚时手不停地动来动去或者在空中抓来抓去，完全不自主的一种动作。再比如像中风患者出现的两个拳头攥得紧紧的，两手握固、牙关紧闭或者高热神昏抽搐等这些情况，都可列入失神的表现。

假神

病情发展到很危急很危重基本上快不行的时候，往往会由昏迷或神志不清状态突然神志清楚，看上去精神状态转佳，其实是一种假神，通俗的说法就是回光返照。《红楼梦》里讲到宝玉成家那天，白日昏迷的黛玉到了晚间"又缓过来了，微微睁开眼，似有要水要汤的光景"就是一种假神的表现，这种假神的表现一般不会持续太久。《儒林外史》中讲到的那个吝啬鬼严监生，伸出两根手指迟迟不能咽气也是一种假神的表现，直到家人把煤油灯燃着的两根灯芯挑出一根才咽下最后一口气，就是对这种假神非常生动的描绘。

神乱

与前面不同的是，神乱是单纯地讲精神、神志、神情的不正常，主要是指狭义的神，身形体态上没有什么大碍。癫、狂、痫、痴呆、脏躁等患者都归入此列。

🐾 案情回放　印会河医案①

王某，女，35岁。患者有精神分裂病史1年，其弟弟和叔叔都曾有精神方面疾病。多次由其父母、丈夫伴诊，患者自诉上街时有恐惧感，故久闭门户而不出。强迫症状明显，常有不自主的肢体活动，或刻板地重复数次同样的动作等，且时有幻觉。对其丈夫有恐惧心理而久居其母处。患者失眠或多梦、情志不遂，于月经期常常不能自控、发火、生气。晚间不能入睡，故白日贪床不起，不能正常上班。舌质红，舌苔白腻，脉弦滑。印老以柴芩温胆汤为基础加减治疗：柴胡10克，半夏12克，黄芩12克，青皮10克，枳壳12克，制天南星6克，竹茹12克，龙胆草10克，合欢皮15克，首乌藤30克，葛根30克，石菖蒲10克，远志6克，钩藤30克，天麻10克，白蒺藜15克。服药后诸症好转，如睡眠好、梦不多、情绪好、恐惧感消失、可以自由上街等。因病情好转，准备受孕，故予逍遥散加减调理。

🌱 **望诊点睛**　这个精神分裂症的案例就是属于神乱的范畴。西医多以镇静为法，但多数患者服药后易出现神思恍惚、肥胖等不良反应，用久伤肝碍胃，停药后病情容易反复。中医则从肝郁痰火的角度，采用疏肝、理血、化痰等方面辨证施治而取效。

🌱 **经典读白**　心有所思，则精有所耗，神无所归，气无所附，百病生焉。（《清代名医案精华·马培之医案》）

此句阐明了神与精、气的病理关系。肾中之精气，上交于心中，化为心中真液以养心神，心神得以守舍而内藏于内。精可养神，精盛则神旺，精衰则神疲。若思虑过度，心神过用，精气耗损，则心神失守。神不内守而外散则气无所附而浮越，可出现心烦、失眠、心悸、健忘、脉细数无力等。心肾俱伤，精气神俱耗，各种病就会蜂拥而至。

① 徐远. 印会河理法方药带教录. 北京：人民军医出版社，2012.

查微又知著，五色主客殊

《黄帝内经》里讲到诊法，常常色脉并举，可见色诊之重要。常见的五种颜色为青、赤、黄、白、黑，即常色。根据表现出的这五种颜色，查微知著，可以反映人体内阴阳气血的微妙变化。这里面又有主色、客色和变色的不同。

主色是相对稳定、终身不变的面色。一般情况下，比如我们黄种人以黄色为主基调，在《灵枢·阴阳二十五人》中有详细描述。而欧洲的白种人、美洲的棕种人、非洲的黑种人则分别以白、棕、黑为主基调，这种因为民族特点、禀赋素质而出现的颜色终身不变，即为主色。客色是面色随着季节气候发生的轻微变化，比如春天面色稍青、夏天面色稍赤、秋天面色稍黄、冬日面色稍黑。变色则是因性别、年龄、地域甚至昼夜等出现面色的轻微变化。主色、客色、变色相互结合，构成了我们每个人的常色。不论是哪种颜色，只要是正常的、健康的颜色，都会具备两个特点：一是明润，二是含蓄。就像珍珠一样，看上去有光泽同时内敛不张扬，是一种自然之色。黄种人常色的颜色特点可以总结为：红黄隐隐。当然部分面色特别白皙的女士，也可以是红白隐隐。以上我们主要是针对"色"多谈了几句，实际在生活中，与朋友打个照面儿，我们常会说："你看上去气色不错！"望的是"气色"。色就是颜色了，气与色放在一起，则包含了色的明暗度、饱和度、润泽度，也包含了色所显示的范围、层次和程度，是一种形而上的包容。所以说气色好，就是面色明亮润泽含蓄，有胃气有神气，是脏腑之精气充足的表现。一个生病的人如果面色微黄润泽、隐约含蓄不暴露，就是胃气在，病情浅，预后一般比较好。

说完常色说病色。有些人一看上去，就是"一脸的晦气"，或者说脸色虽红，但如上妆剖光打磨般过于鲜明，这都不是正常的。病色的特征就是气色的异常，怎么个异常呢？一是气色太过或不及，比如太红太黄，颜色太深，往往是实证；而颜色偏淡偏白，往往是虚证。二是一色独显或特色显现。本来是红黄隐隐，结果其中红色或黄色"独占鳌

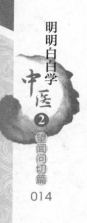

头"；或者本来是红黄隐隐或白里透红，结果出现了"第三者"，正常时不该显现的颜色如青色、黑色混杂其中。三是色不应时或色不应位，也就是在不该出现的时间和部位出现了某种颜色。比如夏季应该皮肤略红，但出现了黑色等，往往意味着某些疾病可能潜伏其中，蓄势待发。

白色

往往是虚证的表现。现代很多女性追求以白为美，这是指正常的肤色而言，如果是白皑皑的肤色就未必值得众人羡慕。气虚、阳虚、血虚都会肤色显白。白和白是不一样的，有色泽深浅的差异。比如说，气虚的白，可以试想一下蒸笼里的白面馒头，是一种白皑皑无生气的色泽；阳虚的白，是一种透着水气的青白，就像冰桶里纯色的刨冰；而血虚的白，如果见过大失血的患者，或者生产后的产妇，那就会印象深刻，是一种类似于旧宣纸的暗淡的陈旧白。

红色

多表示热证。一般来讲，红色应该是脸上最擅于表现的一种色彩了。害羞了，脸儿绯红；发怒了，脸儿涨红；着急了，脸儿憋得通红；小酌几杯，又会颊带红晕等。红色属心、属火、属阳。感冒发烧最常见的就是脸色发红，这个时候病情的轻重单从脸色发红的程度是无法判断的，要结合舌脉，比如舌苔是白润的，那尽管温度高，身上滚烫，还是阳郁于表未入里伤阴，如果面色红赤，舌红唇焦，那就是病情较重已伤阴入营了。

如果不是由外感引起的面红色赤，那就涉及内伤的范畴，比如心火上扰、肝火上扰或者水不制火、虚阳浮越等。所以不能单以面色的气色下断论，独断专行注定会带来很多误诊，一定要结合舌脉综合考虑。局部皮肤或关节出现痈、疽、疔、疖，最初为红色，多为热盛。反之，如果出现色白或淡红，则多属阴寒痰湿之证。

《灵枢·五色》云："赤色出两颧，大如拇指者，病虽小愈，必卒死。"这段条文我们要特别强调一下。赤为心之色，临床会见到面赤、颧赤、颊赤等多种情况，其他面颊颧红的特点是：中央红色面积逐渐向外扩散，红色亦逐渐见浅，与面部肤色无明显界限。而赤色出于两颧，颧赤大如拇指多在危急时出现，随之可能出现心脏骤停。这种赤色局限于颧骨部，界限是清楚的，初看很像大拇指按在颧骨上的红指印，印外不红赤。这是根本性的区别。当患者出现两颧发赤大如拇指时，要留意患者是否出现心律失常、心电图PR间期缩短的情况，因其出现心脏骤停而猝死的概率非常高，一定要警惕！

在妇科方面，经带望诊非常重要。观察月经、带下和恶露的量、色、质，可以辨别寒热虚实。色鲜红而质黏，为虚热；色深红而质稠，为实热；色淡红而质稀，属气血虚；色暗红而质稠，或有血块，为血瘀；若色淡暗而质稀如水，则属肾虚。带下以量小津津透亮为宜，如量多清稀如水，为脾肾阳虚；量多色白而黏，为脾虚湿盛；带下色黄或赤白相间，多为湿热；带下黏腐如豆渣或青黄如泡沫，为湿浊下注；带下如脓样或五色杂见，为湿毒或热毒，常因肿瘤继发感染所致；带下色赤而量少，可为瘀热；带下淡暗而稀，则属肾虚。

黄色

表示脾虚、湿盛。黄色为土之本色，脾胃为中土，是气血生化之源，相当于一个大能量库，人体四肢百骸的营养都需要这个能量库的供给。脾虚，则气血化生不足，脏腑经络肌肤就会失去濡养，就像花儿失去雨露的浇灌，土壤失去肥料的滋养，人体就会表现虚弱的一面，脸色就会发黄，是一种失去润泽的萎黄。想象一下饥饿年代的难民，细胳膊细腿脸黄黄，另外像小儿疳积，脾胃虚弱得很，就会出现这种面色。此外，黄疸也会出现发黄，除了面色，全身都会发黄，包括白眼仁都发黄，是一身面目俱黄的表现。根据黄色的深浅色泽，又分为明黄和暗黄，中医认为主要与湿有关，分寒湿和湿热的不同。

黑色

表示肾虚、水湿或者血瘀。黑色为肾之本色，脏虚则本色见。按说年老之人才会肾虚，如《素问·上古天真论》言："五八肾气衰，发堕齿槁。"但如今，过度透支肝肾精血的行为，如通宵达旦熬夜上网打游戏比比皆是，尤其是年纪轻轻正处于生长发育的年轻人，身子精瘦柔弱，面色焦黑无光，眼神迷离空洞，一副长期精血暗耗的样子，这样肾不虚才怪，不仅肾虚，肝血也不足。好好的身体不知节省着用，早早地就会把那点底子提前折腾光。如果再加上长期冰镇饮料、冰激凌长驱直入，脾胃阳气受伤，寒从中生，水饮上泛也会面露黑色。此外，身体有瘀血的人，会阻滞经络，新血不生，同样会出现面黑。

中医常提到面色黧黑，司马迁《史记·李斯列传》有曰："手足胼胝，面目黧黑。"黧黑到底说的是哪种黑呢？其实黧是一种染衣服的草，古时称之为黧草，用黧草煮出的黑色汁液可以把布料染成黑色。这种黧黑虽说黯淡，但还是有一点光泽的。多半是肾阳虚了，水饮慢慢滋生其中，黑色里面多少泛着一点水湿之气。如果是肾阴虚，情况就会不同，因为肾的精血亏虚，面黑的同时显露焦枯之象。如果黑而焦枯像枯树皮或枯槁晦暗如锅底灰，而且两颧带赤，鼻干口燥唇紫者，无论内伤还是外感，不仅胃中津液枯涸，而且肾水亦绝竭，肾的真脏色显现，热已深重，是危险之候；如果黑而带青，晦暗呆滞，或伴有腹痛吐利，多为脾肾阳伤，同样是危险之候。

眼眶周围发黑，也就是常说的熊猫眼，一般熬上几个通宵或者房事略显频繁也会出现，那是肾之精气亏虚发出的预警。如果有的朋友问："我按时作息、生活也相对节制，可还是眼眶黑乌乌的，那是怎么回事呢？"尤其是女性朋友，那就要多考虑一下水饮、寒湿、带下的原因。如果是女性眼周色素沉着或有黄褐斑还要考虑瘀血的可能性，与舌脉相比，面色有时是先表现出来且更重要的指征。当然这里也要提醒一下，并不是所有的眼圈发黑都是有问题的，时下流行的烟熏妆所打造出的深邃迷人的眼眸并不在讨论之列。

青色

为肝之本色，主惊主风，主寒主痛。就像一位刚直不阿的将军，主疏泄，喜条达，眼里揉不得一颗沙子。如果疏泄不利，气机郁滞，比如怒从心头起，恶向胆边生，那势必会脸色发青。而且大怒伤肝的人，因气机郁滞和经脉不通还会出现胁肋的疼痛胀满。如面青带赤，在伤寒热病末期，肝风暴动时会见到；青而灰黑，在直中阴寒或食物中毒时会见到，往往伴有腹中绞痛，所以面色见青，证必凶险。肝木横逆犯土，还会出现胃痛，进一步母病及子，还会引起心绞痛，痛时多面色青黑，手足青凉。此外，小儿印堂出现青色，常常是惊风的先兆，要多加注意。

> **案情回放　熊继柏医案[①]**
>
> 某女，26岁，一年前鼻准头部位出现黑色，颜色越来越深如涂墨汁，无外伤史也未做过任何美容。舌苔薄黄腻，脉正常。问诊后得知患者胃部不适，饮食过冷、过辣或受到情志刺激，鼻头颜色均会黑得更厉害。处方越鞠丸加红花、归尾。一个月后患者鼻准头的黑色完全消掉。

望诊点睛　鼻准头属脾，鼻翼属胃，整个鼻子按照脏象理论的观点为脾胃所主。舌苔薄黄腻意味着胃中有湿热，结合饮食上面的表现，鼻头变黑就是因胃中湿热造成的瘀阻而反映到脏腑对应的官窍。因此通过望诊结合问诊可以基本形成一个判断，要治鼻准头的黑斑，必须立足脾胃，清除中焦的湿热。

经典读白　大凡望诊，先分部位，后观气色，欲识五色之精微，当知十法之纲领。十法者，浮沉、清浊、微甚、散抟、泽夭是也。（《望诊遵经》）

望诊十法是指望色时必须注意观察面部色泽的浮沉、清浊、微甚、散抟及泽夭十个方面的变化，以分析判断疾病的表里、阴阳、虚

① 熊继柏. 熊继柏中医真谛访谈录. 北京：中国中医药出版社，2013.

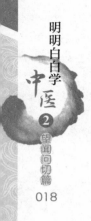
实、新久及吉凶等情况。疾病是复杂多样的，临证时还必须在此基础上，辨别在气在血，在何脏腑，它的寒热属性以及夹痰夹瘀等病理变化。比如面色青紫主瘀血，结合望色十法的散抟，即可判断瘀血的新久。若面色青紫而疏散，提示新病不久，若面色青紫而壅滞，则瘀血日久；如果面色青紫由散而抟，说明瘀血渐甚，面色青紫由抟而散，则瘀血渐散有病退之象。

☯ 形肥或体瘦，邪气因人化

　　日常生活中，从形体上一般习惯分三种人：胖人、瘦人、适中之人（不胖不瘦）。一般来讲，胖人多痰湿，偏阳虚；瘦人多虚火，偏阴虚。在这里，我们就"胖"略做补充。其实胖与瘦并不是相对的，胖指的是脂肪多少，而瘦指的是肌肉多少。"胖"的本义是古代祭祀时的半体牲畜，《说文解字》讲："胖，半体肉也。"后来引申为宽大。《说文解字》曰："肥，多肉也。"是形容肌肉丰满、体形坚实，像个大橙子一样长得很厚实，而不是脂肪多。肥胖常连在一起用，二者偏向不同。今天肥胖的意思，古人叫作脂肥或膏腴①，挺着肚子，嘟噜着脸蛋，像个大鸭梨一样。所以，与胖相反的词应是干瘪，与瘦相反的词应是肥。进一步来讲，胖还用来形容水肿、胀满。常言道男怕穿靴，女怕戴帽，讲的就是肿有两怕，男人怕先从脚肿起，女人怕先从脸肿起。无论男女，出现水肿都是脏腑气化功能出现障碍，水湿停留局部的表现。在西医来讲，是心肾功能衰竭的信号。因脏器衰竭的不同，而水肿首先出现的部位就有差异。还有一种人为的水肿是喝水喝出来的。也不知从何时起，兴起了晨饮几大杯水的所谓健康习惯。殊不知，就这不分青红皂白没有节制的"牛饮"会喝出很多问题。要知道，不是水喝进去了就能为我所用，它需要经过气化作用转变为人体的津液方能被人体吸收。吸收不了的就是水毒，成为人体的负担，麻烦就接踵而来：有的眼泡水

---

① 徐文兵. 字里藏医. 合肥：安徽教育出版社，2012.

肿，有的尿频尿急，有的出现腹泻，倘若能把多余的水排出去还算好的，还有的水湿干脆停留在胃肠晃来荡去，成为水饮，那就自作孽了。喝口冷水都长肉，说的就是这种气不化水的虚胖之人。就像一锅生着火的水，火力足，则蒸汽出，炼精化气，滋养全身。阳虚之人，火力微，水湿不化，不断加水的结果，温度只能越来越低，这就是阳虚生痰湿。阳虚或寒盛的患者大热天时都穿着厚衣服裹得像个粽子一样，还一个劲儿地喊："大夫，能不能把空调关了，很冷呀。"而阴虚之人，火力虽足但水量不够，温度越高，水量越少，这就是阴虚生内热。

形体其实本质上反映了一个人的体质。《格致余论》说："凡人之形，长不及短，大不及小，肥不及瘦，人之色，白不及黑，嫩不及苍，薄不及厚。而况肥人多湿，瘦人多火，白者肺气虚，黑者肾不足。形色既殊，脏腑亦异，外证虽同，治法迥别也。"

《灵枢·寿夭刚柔》云："形有缓急，气有盛衰，骨有大小，肉有坚脆，皮有厚薄。"《素问·经脉别论》云："诊病之道，观人勇怯、骨肉、皮肤。能知其情，以为诊法也。"《伤寒杂病论》中有"强人""盛人""羸人""尊容人""失精家""亡血家""冒家""喘家""呕家""淋家""疮家""汗家""黄家""衄家""支饮家""湿家""风家""中寒家""酒客"等体质状态的描述。

体质说小了是形体，但往大了说它的判断界定因素包括：先天禀赋、体型体貌特征、心理行为特征（含对各种刺激的反应、性情、气质）、生活工作环境、生活状态（含生活习惯、饮食起居、营养锻炼）、舌象、脉象、腹证特点、年龄、性别、病史、治疗、疾病易感性、疾病传变转归的倾向性、家族史等。清代石寿棠说过："六气伤人，因人而化，阴虚体质最易化燥，燥固为燥，即湿亦化为燥；阳虚体质最易化湿，湿固为湿，即燥亦必夹湿。"

华岫云论及湿病之辨证论治时提出："治法总宜辨体质阴阳，斯可知寒热虚实之治。若其人色苍赤而瘦，肌肉坚结者，其体属阳，此外感湿邪必易于化热；若内生湿热，多因膏粱酒醴，必患湿热湿火之证；若其人色白而肥，肌肉柔软者，其体属阴，若外感湿邪不易化热，若内生之湿，多因茶汤生冷太过，必患寒湿之证。"

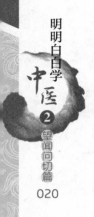

现代著名的经方家黄煌教授认为："'病之阴阳因人而变''邪气因人而化'的着眼点是人，是强调病证由这个人的体质状态所决定的！不同体质在同一疾病中的表现、治疗和预后是不同的。例如黄疸有热重于湿的茵陈蒿汤证，有湿重于热的茵陈五苓散证，还有寒湿无热的茵陈术附或理中汤证。感冒因体质差异，临床上可碰到适合麻黄汤、桂枝汤、小柴胡汤、葛根汤、麻黄附子细辛汤、藿香正气散、新加香薷饮、银翘散的。所以说个体体质差异决定了中医的个体化治疗方案。再比如食物忌口，同一食物各地有多种认识，其实还得看具体的患者：阳气不足湿停者宜鸡而忌鸭；阴津亏虚火旺者宜鸭而忌鸡。不必争论鸡是否为发物，曾有一老妇人手臂疡疮久不愈合嘱食黄芪炖鸡得愈。病因是作用于人体方得以发病，方药治疗亦是作用于人体方得康复，病情发展与抗病修复亦是由人体状态左右的！所以，我们必须紧紧抓住体质状态这一关键，调整、改变当前状态，顺应人体态势充分调动人体自然疗能。"

体质辨析是临床辨证之基础，是前提，更是总抓手！传统的辨证只是从当前的横断面上截取诊断依据的，如果从纵向体质这个大范围、深背景来看待，则获取的诊断依据就很丰富而且证据更客观、具体、直接，这样能准确无误地把握病证及其方证。苏南伤寒名家朱莘农先生有句名言："医道之难也，难于辨证，辨证之难也，难于验体，体质验明矣，阴阳可别，虚实可分，病症之或浅或深，在脏在腑，亦可明悉，而后可以施治，此医家不易之准绳！"

黄煌教授认为，体质可以看作是一个放大的、变慢的疾病状态[①]，疾病可以看成是一种压缩的紧凑的体质状态，两者呈现出点与线的共性互换关系。体质的确定，是有效并且安全使用中药的基础。黄教授因此提出的"药人""方人"的辨识可以说是一种临床思维模式的变革，并且与药证、方证的结合进一步提升了临床诊疗的确定性和有效性。当然关于体质学说有很多，个人更倾向于首推这种更贴近临床辨证的体质学说。下面摘录其中关于药人、方人体质学说的精辟论述内容[②]。

①、② 李小荣，薛蓓云，梅莉芳. 黄煌经方医案. 北京：人民军医出版社，2013.

药人体质学说

所谓药人，就是适合长期服用某种药物及其类方的体质类型。这种体质，服用这种药及其方，起效快，相对安全。

（一）桂枝体质

患者肤色白而缺乏光泽，皮肤湿润而不干燥，口唇暗淡而不鲜红，体型偏瘦者多，肌肉比较坚紧，一般无浮肿，腹部平，腹部肌肉较硬而缺乏底力，如同鼓皮，严重者腹部扁平而两腹直肌拘急。多见于循环系统疾病、消化道疾病、营养不良的患者。

桂枝体质是适合长期服用桂枝以及桂枝汤类方的一种患者体质类型。代表方为桂枝汤、小建中汤、桂枝加龙骨牡蛎汤等。这类患者在疾病状态中多表现为心肾阳气的不足，或肝胃阴液的不足，易于表虚，易于阳越，易于气脱，易于气阴两虚。

（二）柴胡体质

患者体型中等或偏瘦，面色微暗黄，或青黄色，或青白色，缺乏光泽。肌肉比较坚紧，舌苔正常或偏干。主诉以自觉症状为多，对气温变化反应敏感，情绪波动较大，食欲易受情绪的影响，四肢冷。女性月经周期不准，经前多见胸闷和乳房胀痛、结块等。多见于精神神经系统疾病、免疫系统疾病、呼吸系统疾病、胆道疾病的患者。

柴胡体质是适合长期服用柴胡以及柴胡类方的一种体质类型。代表方为小柴胡汤、柴胡桂枝汤、柴胡加龙骨牡蛎汤、四逆散等。此类患者在疾病状态中多表现为气机的郁滞或逆乱，或外邪郁于半表半里不易透发，或肝胆胃的气机易于逆乱，或气滞，或血瘀。

（三）麻黄体质

患者体格粗壮，面色黄暗，皮肤干燥且较粗糙。恶寒喜热，易于着凉，着凉后多肌肉酸痛，无汗发热；易于鼻塞、气喘；易于浮肿，小便少，口渴而饮水不多。身体沉重，反应不敏感。咽喉多不红，舌体较

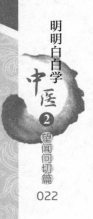

胖，苔白较厚，脉浮有力。多见于体格壮实的中青年和体力劳动者。呼吸道疾病、骨关节痛、寒冷、疲劳等常是这种体质患者患病的主要诱因。

麻黄体质是适合较大剂量服用麻黄、安全使用麻黄以及麻黄类方的一种体质类型。代表方为麻黄汤、麻黄附子细辛汤、葛根汤等。此类患者在疾病状态中多表现为寒气郁表，或肺气郁闭，或寒湿滞留经络之间，或表里俱实。

（四）大黄体质

体格健壮，肌肉丰满，食欲旺盛，但容易腹胀或大便秘结，口唇红或暗红，舌苔多厚。皮肤易生疮痘。血压偏高，或血脂偏高，或血黏度偏高。精神状态饱满，易烦躁，易激动。消化系统疾病、代谢病、感染性疾病等多见这种体质。这种患者长期使用大黄比较有效而且安全。

大黄体质多见于中老年人。代表方为大柴胡汤、三黄泻心汤、桃核承气汤、黄连上清丸、防风通圣散等。此类患者在疾病状态中多表现为积滞伤食，或腑气不通，或瘀热于内，或积热上冲，或积热逆于营卫之间。

（五）黄芪体质

其人多面色黄白或黄红隐隐，或黄暗，都缺乏光泽。浮肿貌，目无精彩。肌肉松软，腹壁软弱无力，犹如棉花枕头，按之无抵抗感以及痛胀感。平时易于出汗，畏风，遇风冷易于过敏，或鼻塞，或咳喘，或感冒。易于浮肿，特别是下肢肿，手足易麻木。咽喉多不红，舌质淡胖，舌苔润。这种体质的形成，除与遗传有关外，尚与缺乏运动、营养不良、疾病、衰老等有关。患有心脑血管疾病、糖尿病、骨关节退行性病变、免疫系统疾病、血液病、呼吸道疾病、消化道疾病的中老年人多见黄芪体质。

黄芪体质是适用长期服用黄芪及其类方的体质类型。代表方如黄芪桂枝五物汤、防己黄芪汤、黄芪建中汤、玉屏风散等。此类患者在疾病状态中多表现为肺脾气虚，或表气不固，或气虚血瘀，或气虚湿阻，或中虚等。

（六）半夏体质

营养状况较好，肤色滋润或油腻，或黄暗，或有浮肿貌，但缺乏正常的光泽；形体并不羸瘦，肥胖者居多。主诉较多而怪异，多疑多虑，易于精神紧张，情感丰富而变化起伏大，易于出现恶心感、咽喉异物感、黏痰等。脉象大多正常，或滑利。舌象多数正常，或舌苔偏厚，或干腻，或滑苔黏腻，或舌边有两条由细小唾液泡沫堆积而成的白线，或有齿痕舌。

半夏体质是适合较长时间或大量服用半夏及其类方的体质类型。代表方为小半夏加茯苓汤、温胆汤、半夏厚朴汤等。此类患者在疾病状态中多表现为痰热内壅、痰气交阻、风痰上扰、痰湿内阻等。

方人体质学说

方人是在药人基础上提出的概念，即对本方有效且适合长期服用的体质类型。方人是体质与疾病的结合体，比药人更具体，范围更明确。

（一）桂枝汤体质

多体瘦柔弱，肤白无光，皮肤湿润而细腻，神情憔悴，常神疲无力，易出冷汗和汗后怕冷恶风，对寒冷和疼痛敏感，常易关节痛、头痛、腹痛或少腹拘急，易于惊恐、头昏、鼻塞、咳喘等。腹部扁平，腹肌较硬而缺乏底力。舌质淡红或暗淡，舌体较柔软，舌面湿润，苔多薄白。脉偏浮，脉浮缓而无力。常为低血压。易患疾病谱：心脏及瓣膜病变、心律失常，外感，鼻炎、哮喘、荨麻疹等过敏性疾病，慢性消化系统及消耗性疾病、慢性肌肉-关节疼痛类，产后发热、自汗等。

（二）温经汤体质

整体衰老，功能减退，形体渐瘦，肌肉松弛，腹壁薄而无力；口唇发干暗淡而不红润，皮肤干枯而黄暗、缺乏光泽，或有黄褐斑。手掌、脚掌干枯而裂，指甲变脆而缺乏光泽。毛发出现脱落、干枯、发黄、易于折断。可以出现老年性阴道炎、阴道干涩瘙痒，特别是卵巢功能减退性疾病如更年期、卵巢手术或受损、雌孕激素低下、黄体功能不全者多见这种体质类型。

（三）四逆散体质

体型中等或偏瘦，面色黄或青白，表情淡漠，情绪低落，易紧张，主诉多。舌淡红、苔薄白，四肢清冷，月经前大多乳房胀痛，腹肌紧而按之硬。常为低血压。易患疾病谱：胃肠道疾病，自主神经功能紊乱症，平滑肌痉挛性疾病如尿道综合征、性功能障碍、痛经、经前期紧张综合征等。

（四）炙甘草汤体质

羸瘦，面色憔悴，皮肤干枯，贫血貌。这种体质状态多见于大病以后，或大出血以后，或营养不良者，或极度疲劳者，或肿瘤患者经过化疗以后。患者精神萎靡，有明显的悸动感，并可伴有早搏或心房、心室颤动等心律失常。消耗性疾病、呼吸道疾病，或循环系统疾病，或血液系统疾病等患者多见这种体质类型。目前在临床上多见于肿瘤患者及老年病患者。

（五）三黄泻心汤体质

营养状态比较好，无明显虚弱表现，面部暗红，腹部充实有力，食欲较好，大便干结或便秘，多有出血倾向。咽喉多充血，唇色或舌质红或暗红，脉象滑数。目前最多见于高血压病、动脉硬化患者以及出血性疾病。

（六）五积散体质

形体肥胖，多面色黄暗，精神萎靡，身体困重，恶寒不易出汗，皮肤多干燥粗糙，关节肌肉常有疼痛；常有食欲不振、恶心呕吐、腹胀腹痛等；易浮肿，易头目昏眩；女性多伴有月经不调、闭经等。易患疾病谱：胃肠道疾病、神经-肌肉-关节疼痛病症、肥胖、月经后延或闭经类疾病。

（七）黄芪桂枝五物汤体质

其人多肌肉松弛，皮肤缺乏弹性，平时缺少运动，食欲虽好，但经常疲乏、头晕、气短，尤其是在运动时更感力不从心，甚至出现胸闷、胸痛或头晕眼花。运动心电图常提示心肌缺血。面色黄暗，也有见暗红者，其舌质多淡红。头痛、胸痛、身痛、肢麻的中老年人多见这种体质类型。

（八）桂枝茯苓丸体质

患者体质比较强壮，面色多红或暗红，皮肤干燥或起鳞屑，唇色暗红、舌质暗紫等。腹部大体充实，脐两侧尤以左侧下腹更为充实，触之有抵抗，主诉大多伴有压痛。多有头痛、便秘、腹痛、腰痛、心悸等症状。妇科病、男性的生殖系统疾病、皮肤病、周围血管病变以及五官科疾病等患者多见这种体质。

🍵 **案情回放　2011年3月20日黄煌教授三例汗证案浅析**[①]

案一：冯某，男，46岁，企业家，身高178厘米，体重75千克，肤色偏白，体型高瘦。因多汗伴疲乏一年加重一个月求诊。患者诉多汗以饭后和夜间甚为主，部位以头面部为主，怕热，胃纳可，大便易泄，小便调，睡眠一般。双下肢皮肤白皙无水肿，舌质暗紫，苔薄，腹征（阴性）。近2年血糖偏高，空腹血糖在7毫摩/升左右，未服降糖药。母亲有糖尿病史，父亲有贲门癌术后史。处方：葛根60克，黄连5克，黄芩10克，生甘草5克，肉桂10克，制大黄5克。7剂。

案二：张某，男，46岁，企业家，身高178厘米，体重80千克，肤色黄暗，脸上散在痤疮。因多汗2个月余求诊。患者诉近2个月来动易出汗、夜盗汗甚，汗色发黄，易疲乏。素喜饮冰啤酒，易怒，胃纳可，眠可，尿频、尿量不多，大便调。舌质淡紫、舌体软，苔白腻中厚，腹软。双下肢轻度浮肿。有脂肪肝、高脂血症病，母亲有高血压病。处方：生黄芪30克，桂枝15克，赤芍15克，干姜10克，红枣20克，白术30克，茯苓15克，防风15克。7剂。

案三：季某，男，47岁，企业家，身高180厘米，体重90千克，肤色偏黄，胖壮，不爱运动。患者诉出汗以夜汗为主，每晚换内衣至少

① 黄煌，孙耀志. 经方论剑录. 北京：人民军医出版社，2012.

1～2次，出汗以前胸腹及后背为主，口中时有黏感异味，受凉后易咳喘，胃纳可，大便调。双下肢轻度水肿，舌质暗，苔薄白腻，腹征：剑突下按压疼痛。3年前发现高血压病，规则口服降压药。患者有胆石症史，其母亲有高血压病史。处方：柴胡20克，制大黄10克，枳壳20克，黄芩10克，姜半夏10克，白芍20克，干姜10克，红枣20克。7剂。

望诊点睛 体质状态不同，辨证用方亦不同。3个均为年龄相仿的事业有成的中年男性，在同样表现出汗证时，黄教授给出3个完全不同的治疗方案。案一展示的是桂枝体质，结合血糖的问题即合了葛根芩连汤与三黄泻心汤；案二展示的是黄芪体质，结合代谢紊乱的状态及高血压病家族史，故选用了黄芪桂枝五物加苓术汤合玉屏风散；案三展示的是典型的大柴胡汤体质，故可列为大柴胡汤教案。而且黄教授认为案一患者有黄芪体质倾向，案三患者有合并桂枝茯苓丸体质的倾向，案二患者的体质状态目前是最差的，出汗后一定要避寒。这就是体质辨证的魅力。

经典读白 形病气不病，虽羸瘦而无害；气病形不病，虽肥壮而可忧。（《丹台玉案》）

精气充于形体之中，有些人形体虽瘦弱，只要精气无损、元气不衰，抗病能力强；精气衰弱、元气损伤，即使体胖形盛，情况堪忧。强调了气的盛衰重于形的盛衰。形之与气，以气为主，列论形之肥瘦，体之高矮，凡气虚神衰者多夭，气充神旺者多寿。

☯ 体态显病势，气血参机变

形主静，态主动

一个健康人行动灵活稳健自如，或静若处子，或动若脱兔。生病了就会在动作体态上反映出来，比如采取一种强迫体位、被动体位，或者是一种保护性的姿态等。像腰痛的患者，就会因腰部的活动不灵而出现强迫体位。在引起人体体态异常的病邪中最常见的就是风邪。风邪轻浅入络，关节就会游走性疼痛，步履蹒跚；如果风邪入脏腑，对身体的影响就大了，可能会造成如狂风对房屋茅舍摧枯拉朽般的损害，"呼啦啦似大厦倾"，身体会出现昏迷不醒、半身不遂、口眼歪斜等。

（一）坐

俗话说："站有站相，坐有坐相。" 如果总喜欢趴着，像缺少一根筋一样，那多是体弱气虚的表现。如果出现但坐不能卧、梗着脖子胸憋气喘、呼吸困难，那多是痰饮射肺、肺气壅闭等原因造成的，多见于老年人的哮喘、肺胀之类。如果一个老人坐着时出现双手外翻的情形，要特别注意了，多是中风先兆。如唇、睑、指、趾颤动，多为动风先兆，或血虚生风证。

（二）卧

正常人的睡姿千姿百态，不一而足，如果生病之后睡姿也会透露出一些信息。比如卧时喜欢背光面朝里，抱头缩脚不想动，或者身体沉重不想转侧，一般属于阴证、寒证、虚证。反之，喜欢朝外而卧，手脚伸开甚至烦躁掀衣，多为阳证、热证、实证居多。如果但坐不能卧，或半坐半卧位，多是心阳不足、肺气壅塞、水饮上犯所致。

（三）立

用手按压左侧胸口"叉手自冒心"往往是心脏病病发怔忡、心悸的苦痛。看着一个患者像喝醉了似的跟跟跄跄、站立不稳，不用说，多为肝风内动或脑部病变的情况。腰腿痛的患者多弯腰屈背、以手护腰、步履蹒跚。腹痛的患者常常以手护腹，生怕别人碰到，多数是实证。不能长时间站立，或者站一下就需要休息一下，多数是气血虚衰的表现。不能久立或远行，甚至走动时腿颤肢摇常是肾虚骨惫的表现。如猝然昏倒、不省人事、口眼歪斜、半身不遂属中风；如手足软弱无力、行动不灵而无痛是痿证，多由阳明湿热或脾胃气虚，或肝肾不足所致。

异常体态与主证详见表2-1。

表2-1　异常体态与主证

动态异常	临床表现	主证
四肢抽搐	四肢筋脉挛急与弛张间作，舒缩交替，动而不止	肝风内动，筋脉拘急
手足拘急	手足筋肉挛急不舒	寒邪凝滞或气血亏虚，筋脉失养
手足颤动	手或下肢颤抖或振摇不定，不能自主	血虚筋脉失养或饮酒过度所致，亦可为动风之兆
手足蠕动	手足掣动迟缓，类似虫行	脾胃气虚，筋脉失养，或阴虚动风

以上主要是全身神色形态的望诊，有的人可能说还有头面五官、胸腹腰背、皮肤四肢，好像谈论的不多啊。其实这涉及一个局部望诊的问题，对于每一个局部望诊的内容都应该按照神色形态来望，但是有的区域不尽然，比如耳朵，动一下试试，不可能的嘛（个别会"动耳神功"的除外），所以就没有态的变化。具体到每个部位的望诊，在每个专科里都有细讲，比如望五官，眼、耳、口、鼻、舌是五官科的内容，望皮肤、二阴和肛门等，又是由皮肤科和肛肠科来细讲，我们不展开详细论述，只简单提一提。

但是反过来说，一个中医不应该像西医那样分科，专科的疾病尽管有专科的诊治，但是按照中医整体观念，很多疾病都会涉及四肢百骸以及孔窍的变化，比如肝火上炎会有目赤肿胀、耳鸣耳聋、口干口苦等表现。患者找到你说："大夫，我眼睛胀痛、耳聋耳鸣……"如果一个中医内科大夫回应："哦，这是五官科的毛病，去五官科看吧！"那就滑天下之大稽了。本来是看小儿感冒咳嗽的，结果发现耳朵背后静脉扩张，出现了小的红色血络，而且耳根发凉，那就要考虑麻疹先兆的可能性。再加上发烧、打喷嚏、流眼泪、目赤、眼屎糊睛、口颊有科氏斑（在出疹前两日，在口颊黏膜近臼齿处可见红色粟米大点状斑疹，多呈散在分布，每侧少则四五颗，多则十数颗。半日至一日后，此红斑逐渐扩大至绿豆大，中心部始现白色小斑点，或红斑融合成片，其上出现白色点状小斑，即麻疹黏膜斑。由于红斑的出现较麻疹黏膜斑早12~36小时，对早期诊断有一定意义）以及小屁股冰凉等进一步辨证，就不会被感冒表象所迷惑。现在因为部分患儿注射了麻疹减毒活疫苗后，症状极为不典型，给诊断带来一定困难。这种情况下，查患儿耳郭后静脉有助于确诊。类似这些看似碎片化的局部望诊的知识点，对临床辨证极为重要，我们有必要拣一些重要的基本知识谈一谈。

望双目

前面讲过，望神的首要就是望双目，"人之神气，栖于两目"，邱祖曰："人生先生两目，死先两目。""一目之中，元精、元炁、元神，皆在内也"[1]等。很多人可能都听过五轮学说，也就是眼睛分属于五脏。具体说来，内外眼角称为血轮，轻轻拉开就会看到里面分布着的小血络，因为心主血脉，所以归属于心。白睛就是白眼仁部分，称为气轮，五行中白属金而肺主气，所以白睛属气轮。黑睛称为风轮，属于肝。瞳仁称为水轮，属于肾，像相机的光圈一样可放大或缩小。上下眼睑称为肉轮，归属于脾。望目神就是望全身之神，是否灵活明润、精彩内含，就可以判断是有神还是无神了。

（一）望双目的颜色

眼睛是心灵的窗户，颜色稍有改变就会很明显。如果是内外眦即内外眼角出现充血，甚至白睛变红，像兔子眼一样，同时伴有眼睑的肿痛，无疑属热证、实证。如果白睛发黄，那就是黄疸了。一般黄疸有三个指征：目黄、身黄、小便黄，后两者也有可能因其他因素变黄，比如天热喝水少，尿就会发黄，而最有特异性诊断价值的就是白睛变黄。只

---

[1] 米晶子. 八部金刚功. 深圳：深圳报业集团出版社，2013.

要白眼珠变黄，黄疸的诊断就成立。这里有一点要注意，有的人眼角的地方可能会有一些脂肪堆积而出现一点黄色，不属于目黄。如果黑睛部分变得混浊如白色玻璃球一样，那就是白内障。

（二）眼部血管的变化

临床上许多肝炎患者的眼部血管均有程度不同的变化，比如结膜血管不仅充血，而且还有如锯齿状的弯曲出现。凡眼部血管弯曲明显者，为肝炎早期征象；扩张较剧且色鲜红者，为病势进展之势；模糊或不太明显者，为病程长久或向愈之征。如果血管末端有黑点者，表示肝区疼痛较剧。病情向愈的患者，肝脏已缩小或不能触及，其眼部血管变化亦随之逐渐消失。

（三）眼睛形态的变化

眼睑出现浮肿时皮色多无明显改变，像肾炎患者早期会出现眼胞浮肿，肿得厉害时眼睑耷拉着就像加菲猫一样眼睛只露条缝儿。反之如果眼窝深陷，往往是由于吐和泻导致气血津液大伤。碰到眼球突出的患者，如果颈前有肿块多考虑气瘿即甲状腺功能亢进的可能；如果有长期严重的咳嗽气喘的老毛病，眼球也会膨出，而且肺叶都胀大了，最后的结果就是肺气肿，中医称之为肺胀。眼睛这个部位还容易起针眼，很多人都有过类似经历，围着睫毛起一个局限性的如麦粒样的红肿小结节，又胀又疼还影响美观，多为火热之邪所致。

（四）瞳孔

电影里边经常有这样的镜头，面对一个昏迷的人，用手电筒照一下两边的瞳孔看其双侧瞳孔是否等大，对光反射有无消失，其实就是看瞳孔的反应是否灵敏，从而来判断病情轻重。正常的光线下，瞳孔是3～4毫米，如果一侧瞳孔散大，几乎覆盖了整个黑睛，而另一侧正常，说明一侧的脑子里出问题了，比如颅脑外伤脑出血、脑中风、脑肿瘤等。极度恐惧、极度疼痛，甚至濒死的状态会出现双侧瞳孔散大，但并不是所有的瞳孔散大都是病态的，如果一女子看到钻石戒指时出现瞳孔散大，那可是极度兴奋欣喜的结果，不属病态。反之，如果瞳孔缩小，甚至有的小如针尖，多数是中毒了。毒蘑菇、农药、药物中毒后都会出现瞳孔缩小。

🦠 **案情回放　江尔逊医案**[①]

患儿江某，女，1岁半，麻疹瘥后阵阵心烦，初认为疹后余热，予养阴清心之方罔效，烦躁益频。患儿每见家人进餐（甚至闻碗筷声）即索食，甫入口，则烦躁顿作，摔碗抛匙，不容制止。余踌躇数日，不解其故。一日，江老亲见患儿坐床上嬉戏自若，其母偶与桃片糕一片，方入口，便尖声呼叫，揭帽脱袜，爬下床来。江老欲察其所以然，以观患儿全情，乃示其母勿止之。但见其沿地辗转滚爬呼叫，约1分钟许，复安静如常。江老玩味经文，忽然大悟：此乃蛔厥！因《伤寒论》厥阴病篇描述蛔厥的特征是："今病者静，而复时烦者……蛔上入其膈，故烦，须臾复止，得食而呕又烦者，蛔闻食臭出……"遂予乌梅丸去桂、附、姜、辛等辛温之品，加使君、鹤虱、槟榔等驱虫药。服一剂，翌晨，大便下如污泥，中有蛲虫无数，或死或活，从此烦躁不复作矣。还有一例住院患儿王某，男，5岁，亦是麻疹瘥后阵阵心烦而须臾复止，其烦时不仅咬人，且自咬手指手背，致令双手化脓感染。西医诊断为"麻后脑病"，治疗10余日无效。江老亦诊为蛔厥，按法投以乌梅丸加减数剂，连日便下蛔虫数十条，烦乃止。

🐛 **望诊点睛**　此案之诊为蛔厥，没有腹痛吐蛔，也不厥逆，但就是通过望诊，抓住了蛔厥特殊的表现体态"静而复时烦，须臾复静"，故信手拈来乌梅丸而收捷效。

🐛 **经典读白**　凡病中循衣摸床，两手撮空，此神去而魂乱也。（《医学心悟·入门辨证诀》）

这句话分析了形态与神之间的关系，神明内守，举止如常；如果发现患者出现无意识的体态动作，像手在床边摸来摸去、在空中撮空搂线，都属于病重失神的危象，是神不内守、神魂涣散的表现。

---

① 江长康，江文瑜. 经方大师传教录. 北京：中国中医药出版社，2010.

质探脏虚实，苔测邪深浅

中医很讲究看舌头，舌诊是中医望诊中相当重要的内容。舌头其实相当于一个暴露的内脏，因为其表面只有一层薄薄的黏膜，黏膜下即是肌肉和血管，所以舌头的颜色及形态的变化常常能比较直观地反映内在脏腑的功能状态。中医和西医在诊病时的很大不同，就是中医要望舌。

"把舌头伸出来看一下"，可以说是每个中医师的常用语。舌头是个很奇妙的东西，看上去柔韧，但坚强得很。不是有则寓言么，舌头和牙齿相比，一个柔韧有余，一个坚硬十足，但人老了之后，坚强的牙齿掉光了，而柔软的舌头仍然灵动十足。其实引申来讲，舌头与人相伴终老，很多气血贯穿其中，是人体气血阴阳变化的一个小缩影。

"舌为心之苗"，中医认为舌是心显现于外的苗窍，通过观察舌象可以了解心的状况。其实舌的作用远远超过心所主宰门户之界限，说白了，舌诊是一种独特的诊断方法。尤其当病情复杂、寒热错杂、真假难辨时，舌诊就会拨云见日派上用场。古人有言："证有真假凭诸脉，脉有真假凭诸舌。"当证候、脉象混淆视听的时候，舌象表现出了忠实可靠的一面。《金匮要略·腹满寒疝宿食病脉证治第十》曰："病者腹满，按之不痛为虚，痛者为实，可下之。舌黄未下者，下之黄自去。"说的是实证舌苔色黄均可用下法，下后黄苔自然退去。医圣张仲景对舌诊的经验之谈无疑再次重申了它的重要性。清代石芾南在叶天士《温热论》中辨舌用药思想指导下，在《医原·温病辨舌心法》中对辨舌用药见解颇多。如温病初起，舌苔白而少津者，宜杏仁、桔梗、牛蒡之类，辛润以解邪困，桑叶、菱皮之类，轻清以解燥热。舌苔白而底绛，湿遏热尤甚，宜辛淡轻清法泄湿透热，予三仁汤以蔻皮易蔻仁，稍佐滑石、淡竹叶、芦根之类以清化之。

与脉诊相比，舌诊相对比较直观，更容易掌握。通过对舌诊的初步了解，中医爱好者可以对自己或者家人的体质有个大概的认识，而且对着小镜子观察舌苔的变化，可以对病情的进退有一个直观的判断和跟踪。所以，舌诊是要多讲一讲。那么，望舌望的是什么呢？主要望的是舌质和舌苔两部分。我们可以想象一下，舌头表面如同一个战场，各种正邪力量的争锋交战都会反映其上，如何观其态势、审时度势是关键。而舌质和舌苔，就好比战场上的两个瞭望口，舌质可以观测内脏虚实，舌苔可以监测病邪深浅和胃气的有无，作用非同寻常。

我们不妨对着镜子看一下自己的舌头：舌头上那层薄薄的、白色的苔状物即为舌苔，而舌苔下隐约可见的淡红色的舌体即为舌质。从舌质外观，测知脏腑病变。一般以舌尖诊心肺的病变，舌中诊脾胃的病变，舌的两边诊肝胆病变，舌根诊肾的病变。舌象的分类详见表2-2。

表2-2　舌象分类

舌象分类标准		舌　象
舌体	舌神	荣枯
	舌色	淡白舌、淡红舌、红舌、绛舌、青紫舌
	舌形	老嫩、胖大、肿胀、瘦薄、点刺、裂纹、光滑、齿痕、重舌、舌衄、舌痈、舌疔、舌疮、舌菌、舌下络脉异常
	舌态	强硬、痿软、颤动、歪斜、吐弄、短缩、舌纵、舌麻痹
舌苔	苔色	白苔、黄苔、灰苔、黑苔
	苔质	厚薄、润燥、腐腻、剥落、真假

舌质

先来说望舌质，主要抓好三个方面：一是大小，二是颜色，三是津液。

（一）舌体大小

正常的舌体大小是适中的，不胖不瘦。胖大的舌头就像胖子一样，但阳气多不足；而瘦小的舌头亦如瘦子一样，阴血常是不够的。把舌头的胖瘦理解成微缩人体就好理解了。异常舌体与其主证见表2-3。

表2-3　异常舌体

舌 体 大 小		主　证
苍老舌	舌质纹理粗糙	热盛主实证
娇嫩舌[1]	舌体纹理细致	多为气血运行不畅，内有水湿，多为虚证
胖大舌[2]	较正常舌大，舌肌松弛	胖大舌是由于脾肾阳虚所致，主水肿、痰饮
肿胀舌	舌体肿大，舌肌呈现胀大状，甚者不能闭口，不能缩回	多因心脾热盛，或酒毒上攻中毒，多为实证。鲜红肿胀，为心脾热盛；舌青紫而肿胀，为酒毒攻心
瘦薄舌[3]	舌体较正常舌小而瘦薄	多见阴血耗伤、脾虚精亏、舌肌萎缩、舌体瘦薄，主阴虚血亏虚证

注：[1] 娇嫩舌见彩图1；[2] 胖大舌见彩图2；[3] 瘦薄舌见彩图3。

（二）舌质颜色

正常的舌质是淡红的，表示气血充盈调和。以淡红为界，舌质越红代表热象越甚，反之，舌质越淡代表阳气越虚。虚得厉害就影响气血运行了，就像船行水中，动力不足就会缓慢或停止。气血运行不畅，舌质郁滞就会黯淡发紫。这里要特别谈一下绛舌。我们都知道热邪入营，舌色必绛，但绛舌的出现，不论有苔无苔，并非营分证所独有，其他证也可出现。当温邪初犯卫分时，舌色就开始变红，随着病势的深入和热势的加重，舌色必然加深，由红舌转为绛舌。即或邪在气分，尚未入营，其舌质往往变深红（绛）。只不过邪在气分时，由于舌苔布满于舌面，与邪热入营之绛舌无苔不同而已。舌绛而上有苔垢，有营分证兼见卫分证、气分证者，也有此证和营分证一点关系都没有的如阳明燥热亢盛时，舌质多呈绛色，舌苔色黄或黑，甚至干燥起刺；湿遏热伏郁蒸气分时，常出现绛舌，白腻苔；湿热疫邪伏于膜原时，其舌象特点是白苔厚腻如积粉而舌质紫绛，完全属气分证。舌绛无苔虽为营分证的主要舌象，但舌色红绛、光亮如镜的镜面舌为胃阴耗竭之表现，与营分证毫无关系。淡红舌、红绛舌和青紫舌常见舌色对比见表2-4。

表2-4　三种常见舌色对比

舌　色		主　证
淡红舌[1]	舌质颜色淡红、润泽、白中透红	心血充足，阳气旺盛为健康人之舌色
红绛舌[2]	舌色较淡红，舌质红。鲜红色者称为红舌，深红色者称为绛舌	多为热证。舌尖红者为心火太盛，舌边红者为肝胆火盛，舌中红者为胃火太盛
青紫舌[3]	全舌呈均匀青色或紫色，或舌的局部见青紫色斑块、瘀点为青紫舌。如果瘀血程度较重，舌底根部有两条络脉会粗大怒张，像两条青紫的蚯蚓一样弯曲盘桓	多为热证、寒证、瘀血证。舌绛紫而深，干枯少津液，多为热毒太盛。舌淡紫而润，多为阴寒内盛。舌色暗紫，舌青紫为血瘀较重；局部舌紫斑、瘀点为血瘀较轻

注：[1]淡红舌见彩图4；[2]红绛舌见彩图5；[3]青紫舌见彩图6。

（三）舌下络脉

我们说一个瘀血的患者他的舌一般偏暗紫，但实际上对于瘀血病证的辨证，舌下络脉的意义更大些。人体络脉能直接用肉眼看到的，并且最浅表、最显露、最能反映脏腑经络病者，莫过于舌下络脉。因此，脏腑有疾，尤其是血脉病，便会一看即明。正常人舌下络脉，主干脉呈暗红色，其长度不超过舌底面的1/2，粗细管径约为2毫米①。一般分支脉为粉红色的网状致密小络脉，多不显露于外。当有瘀血时，舌下脉则变得粗长、青紫或淡紫，甚至怒张弯曲像两条蚯蚓一样，舌下静脉曲张见彩图7。舌下脉诊之所以有较高的诊断价值，是因为舌下络脉直接与脏腑、经络、气血发生联系，故能真实反映一些脏腑内在的病理变化。有时舌质正常而舌下络脉却见明显变异，后者比舌质在诊察瘀血证方面略胜一

① 夏洪生. 北方医话. 北京：北京科学技术出版社，1996.

筹。舌下络脉诊之异常与脏腑之寒热、气血之虚实有密切联系。一般而言，虚者淡红而细短，瘀者青紫而粗长，寒者淡紫而紧束，热者红紫而怒张。举例来看，中风半身不遂初期，由于血脉瘀阻，正气尚不太虚，舌下脉多有青紫粗长。病久正气耗伤，气血渐衰，加上化瘀等药物的作用，逐渐变成淡紫、淡红而细短。心肺瘀阻痰饮咳喘证，每至冬春季节发作严重时，舌下脉青紫粗长，变化明显。反之，每到夏秋季节，病情好转，舌下脉也变得淡红或淡紫而短细，表明体内瘀血之象暂时缓解。舌下络脉就像人体血脉"透视仪"一样，可以监测观察疾病中血脉的动态变化，对于临床诊病用药以及痊愈后判断都非常有意义。

（四）舌质津液

再说津液，正常舌头表面津液敷布适中，就像一块土壤不旱不涝保持得正好。如果一伸舌头，水汪汪的大舌头垂涎欲滴，不用说，阳气大虚之象，阳不化水了。反之，舌质干涸津少如久旱之地，那多数是燥邪或火邪伤津所致。这是我们观察任何舌象时必不可少的内容。另有三种病理舌象经常会出现，我们也要了解。

1. 齿痕舌

所谓齿痕舌，就是舌体的两侧及周边出现齿痕，一般胖大舌会出现齿痕，见彩图8。说得形象一些，就好比用手挤压一坨橡皮泥，橡皮泥会出现受挤压的痕迹一样。胖大舌因其体型略显臃肿而充塞于牙齿间隙之间，于是周边出现了小齿痕。见到这种舌象，不用说，多为脾气虚、湿气盛的结果。当然少部分舌体偏瘦也会出现齿痕，那是气血不足的缘故。

2. 裂纹舌

舌头出现裂纹或明显的裂痕，可呈现"人""一""川"字等不同形状，见彩图9。一般有两种情况：一种是浅表的、细小琐碎的，就像土壤出现纵横的裂缝一样，是阴血不足缺少濡润的结果（先天裂纹舌者除外）；另一种是居中的、纵深向大裂纹，就像马里亚纳海沟一样，将舌体一分为二，就不是简单的阴血不足了，是能量的不足，气虚的表现。但是还要强调一点，舌有裂纹，但进酸、咸食物时感到有刺激疼痛者，为气阴虚证，如果不痛，那就是生理性的，本来就长那样儿，对辨证没有什么参考意义，更不能误作阴虚论治。

3. 芒刺舌

舌体上有红色颗粒如刺状突起，摸时感觉刺手，主邪热太盛，舌边有芒刺为肝胆热盛，舌中有芒刺主胃肠热盛。

舌苔

望舌苔主要从厚薄、颜色和质地三个方面来进行。

（一）舌苔厚薄

透过舌苔能见舌体为薄苔，透过舌苔不见舌体为厚苔。薄苔为疾病初起，厚苔为病情较重。正常的舌苔是薄薄地贴在舌体上，厚白苔主痰湿。临床上不少肾功能障碍的早期表现均有舌苔较厚或厚腻，特别是肾结石和肾囊肿患者。前面提过，舌苔可以代表体内邪气的进退。如果舌苔由薄变厚，提示体内有实邪停滞，病情在发展。反之，如果舌苔由厚渐薄，则提示病邪在消退，正气在恢复。舌面本有苔但部分剥落，胃气或胃阴受损。若舌苔骤然退去，光洁如镜者为光剥苔，又称镜面舌，见彩图10。镜面舌是胃阴、胃气俱损的危重现象。

（二）舌苔颜色

正常舌苔颜色是白的。比如受了外感风寒，刚开始的时候舌苔薄而色白，随着病邪的深入，入里化热，恶寒会消失，舌苔也会变得黄厚。所以苔白一般属寒，但苔薄白而干、舌尖红者为燥热肺火盛。苔黄则表示有热，黄色越深，热邪越重，从黄的程度辨别热的轻重。这里有一点需要说明，不是所有的黄苔都表示热证。比如虚寒挟湿的胃痛和阳虚水肿易见黄苔①。因为湿邪停滞，阳虚不能蒸化，胃气受到遏滞如困牢笼，因此出现黄苔。这个时候苔色呈淡黄或灰黄而滑，色泽光亮，容易刮去，多出现在舌中、舌根部，与湿热所致的深黄不容易刮去是完全不同的。有一种苔为偏苔，医者往往注意观察苔的颜色、薄厚和干润，注意

---

① 詹文涛. 长江医话. 北京：北京科学技术出版社，1996.

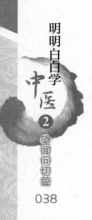

苔的偏正者较少。这种偏苔一般以舌中部为界，一侧为白苔而另一侧为黄苔，界限清晰，遇到这种苔当以半表半里来论治。此外，舌质偏淡或淡白，舌体是滑润或胖嫩的，与湿热时的舌干甚至起芒刺不同。所以，不能一见到黄苔就苦寒泻热。苔色为浅黑色是灰苔，深者为黑苔。灰黑苔多为里热重证，越黑病情越重。如苔灰黑而润为阳虚里寒、痰湿内阻，苔色灰黑而干为里热证。

（三）舌苔质地

正常的舌苔薄白而微微湿润，苔干、粗糙为燥苔。苔的润燥程度表示体内津液的盈亏情况。如果舌苔细腻致密融合成片，则为腻苔，可薄可厚，可白可黄，见彩图11。一句话，只要腻苔出现，那就说明身体里有湿邪停聚，多见于湿浊或痰饮证。腐苔多为食积胃肠或痰浊。苔质疏松，颗粒较大，舌边、舌中厚，刮之如豆腐渣样为腐苔。观察苔的腐腻可知阳气与内湿的程度。这里有一点需要提醒一下，长期使用肾上腺皮质激素的患者，常常出现灰苔或黄腻苔，舌质多呈红色，若不详细询问病史，会误把激素所致的腻苔辨为痰浊、湿热，但其实是气阴两虚。知道了长期服用激素能使舌发生变异之后，就可舍苔从脉辨治，避免诊治的失误。

欲评价某一舌象之具体意义，应从整体情况出发，结合病情、证候以及病程阶段等全面判定。一般而言，内伤舌象一般舌质重于舌苔；外感者，舌苔重于舌质或质苔并重。舌质较舌苔的反应更为灵敏，有时候参考意义更大。除了舌质、舌苔，还要望其舌态。舌为心之苗，患者伸舌头的动作，犹豫踟躇，畏缩不前，如鼠头出洞般探寻左右，透着一股慌张和不安，一般是肝气郁遏、阳气不升，患者多有抑郁倾向。如果嘱其伸舌，麻利快速如蛇头般舌体尽出，往往舌体偏红，透着一股心肝火旺的病象。

舌边白涎

舌边白涎是在舌之两侧边缘内约5毫米处，各有一条由涎之泡沫聚凝而成的线状泡沫带，由舌尖的两侧向内伸延可达寸许，清晰可见，不难辨认，见彩图12。有因患者言语、饮食顿可消失者，但静候片刻，即可复出。朱良春老师曰："舌边白涎乃痰湿凝阻，气机郁结之征也，虽见之于舌，若审其内，证自可见。"临床上朱老常以此为痰气郁结之征，以豁痰渗湿、调气开郁之法辨证论治，屡建殊功[1]。

❀ 察舌辨危

正常舌，舌体活动灵敏，伸缩自如。病理舌态有强硬、震颤、歪斜等重病的变化。如果出现木舌，即舌体肿胀、几欲满口，不能进食，甚至影响呼吸或者时时弄舌，动摇如蛇且伴有面白肢冷神倦纳呆，均为凶象。《幼幼集成》中有论"大病后精神困惫，饮食少思而弄舌者凶候"。病理舌态强硬舌、震颤舌、歪斜舌、短缩舌和吐弄舌的对比和主证见表2-5。

表2-5　病理舌态与主证

舌 态		主 证
强硬舌	舌质红而强硬	多见于中风先兆，多因外感邪热，内伤痰湿内阻心窍，肝风夹痰上扰神志
震颤舌	舌体不停颤动	多为肝病，舌质淡白而颤动者为血虚，舌红绛而颤动者为热极生风，舌面细小而颤动者为伤风所致
歪斜舌	舌体不正，伸舌时偏斜于一侧	多为中风或中风先兆
短缩舌	舌体紧缩不能伸长，甚则不能抵齿（天生舌短者除外）	舌红绛而短缩者，属热病，多为昏迷患者

---

[1] 余淦琪. 朱良春"舌边白涎"诊法的经验. 北京中医，1988（6）：8-9.

（续表）

舌　态		主　证
吐弄舌	舌体反复地伸出口外，上下、左右舐弄	多为小儿智力发育不良

舌诊的基本规律

舌质和舌苔与疾病的关系是有一定规律可循的。比如，凡热证舌质必红，苔必色黄而干；凡是寒湿舌质必淡，苔必多津而滑。凡是实证，舌体必苍老坚敛；凡是虚证，舌体必胖嫩。凡是表证，苔多薄白而微干；热邪由表传里，苔多由白变黄、由薄变厚、由润变干。这是舌诊的基本规律。

一般外感初起，舌边尖较红，多见风热证，辛凉解表药如银翘散为常用。但如果同时恶寒重、舌质偏淡者，辛温解表方如荆防败毒散可能更有效。

舌头虽是患者体内各种代偿功能的一个集中反映点，然而舌质与舌苔等各组成部分之间，却又有其自身之变化规律和内在联系，而且它们各自所提示的病理、生理和诊断学意义也不是绝对的。因此，欲评价某一舌象之具体意义，应从整体情况出发，结合所患疾病之种类、名称、病情、证候以及病程阶段等全面判定。若按疾病总类而言，首先应分清内伤与外感。盖内伤舌象一般谓质重于苔，外感者则苔重于质或质苔并重[1]。

大凡内伤诸病，若偏于阴虚者，初起之际舌质多半稍红而少津。罹病日久，津伤较甚，则色变深红，或绛而干燥；舌形一般易见坚敛瘦小，甚而光剥无苔，形似镜面或状若猪腰等。偏于阳虚者，开始常见质色转淡，苔薄白而润。阳虚不运，水湿停聚，则舌形可变胖嫩，质淡白多津，苔似透明状；若体内阴寒特盛，则可于淡白之中微露青色，少数患者苔色亦可转黑，但苔必薄而湿润，且着色不浓，状似国画中清描淡写之山水云烟。

至于外感病，如风邪等在表则舌质大多如常，苔仍薄白。邪渐入

---

① 詹文涛. 长江医话. 北京：北京科学技术出版社，1996.

里，病势增剧，则苔渐变厚，挟湿则腻。进而化热，则舌质转赤，苔色渐黄；内有积滞或挟湿浊者，则苔黄腻而垢，湿热郁蒸较剧者，苔色可能变灰或发黑。邪入于营，则舌质深红或绛。此乃外感辨舌之要领。

舌诊用药不仅适用于中医，对西医用药都可作为参考。试举一二，比如有些疾病常用到肾上腺皮质激素，如果患者舌质淡而胖嫩者，一般疗效好且副作用少。如果患者本身舌质红、苔干者，再用激素无异于雪上加霜，疗效打折扣且副作用多。在治疗消化性溃疡应用到阿托品等解痉药时，不妨观察一下舌象，但凡舌苔厚腻而湿润的，效果好且副作用少。如果舌红而干，解痉药疗效就差强人意，而且会出现口干、伤津等副作用。肝硬化腹水的患者，凡舌质淡、苔腻者，可大胆使用呋塞米等利尿剂。如果大量利尿导致低钾，舌质就会转红，舌苔会渐渐剥落，看到这种情况就要立即停用利尿剂！以免进一步伤阴，甚至诱发肝昏迷。而在辨证论治下改用中药利水，比如像车前子、泽泻、茯苓等，因其药物中本身含有钾离子，不会出现西药的副作用。

🍎 案情回放　熊继柏医案[①]

苏某，女，42岁，长沙市人。2006年6月21日初诊：自诉舌底生厚白苔藓，且觉舌厚，病已1年不愈。现症：舌底生苔藓，厚而色白，并连及两口角，齿龈红肿，舌体疼痛，麻痒交作，舌体伸缩不利，并觉口噤难开。伴便秘，舌红，苔黄腻，脉数。根据舌象脉症辨证属心脾湿热，处方甘露消毒丹合茵酱散。主方：藿香10克，茵陈10克，滑石30克，木通8克，石菖蒲10克，黄芩10克，连翘20克，浙贝母30克，射干10克，薄荷5克，生薏苡仁30克，败酱草10克，土茯苓30克，人中黄10克，生大黄3克，黄连3克，天花粉20克。10剂，水煎服。另服熊胆粉。二诊时，舌底所生苔藓已渐渐变薄，舌痛亦缓，便秘已缓，齿龈肿痛亦减，舌红苔薄黄。原方加减再进15剂。

🐾 望诊点睛　　"舌证发于心脾经，其证皆由积热成"，这是

① 熊继柏学术思想与临证经验研究小组. 一名真正的名中医：熊继柏临证医案实录 1. 北京：中国中医药出版社，2009.

《医宗金鉴》上的话。舌体的病变，大部分是由于心脾两经的积热而成。在此处案例中，舌苔黄腻，舌底苔藓，是典型的湿热内蕴的征象，故借用"湿温时疫之主方"甘露消毒丹清热化浊。

🎵 **经典读白** 辨舌质，可决五脏之虚实；视舌苔，可察六淫之浅深。（《辨舌指南》）

一般来讲，望舌要把握两个方面，舌质和舌苔。望舌质的神色形态，有助于了解脏腑的虚实和气血的盛衰，望舌苔的色质，则有助于了解病邪的性质、病位的深浅和胃气的存亡。就脏腑而言，舌质候五脏病变为主，侧重血分；舌苔候六腑病变为主，侧重气分。通过察舌质可以探知五脏之虚实，了解正气的情况。察舌苔之厚薄可测知邪气深浅，察苔之润燥可了解津液之存亡，察苔之腐腻可知肠胃湿浊之消长，察舌苔之偏全可判断病邪之部位，所以舌苔和舌质有很强的诊断价值。

☯ 指纹分三关，寒热虚实辨

望小儿指纹一般适宜于3岁以内的小儿，在儿科里专门有讲述，这里简单地提一下。就是通过观察小儿食指掌侧的前沿，靠大拇指这一侧的浅表络脉来帮助判断小儿病情的一种方法。小儿指纹被认为是寸口脉的一个分支，寸口脉就是现在诊脉的桡动脉那个地方。但这种说法有它不严谨的地方，因为寸口脉是动脉，而观察的指纹是小静脉，只能说它们同处桡侧络脉。因为小儿诊脉不方便，又哭又闹又不配合，诊脉存在一定难度，指纹这个地方皮肤薄嫩，络脉浅表，容易观察。而且拉着小手，态度可亲，小儿也会认为是逗他玩乐，增加了诊断的便利性。古人在这方面积累了丰富的经验，形成了独特的望小儿指纹的方法。

正常指纹在食指掌侧前沿，细细的淡红带有一点蓝紫色，隐隐现于掌指横纹附近。一般是单支，也有可能有几条细的分支，稍微有点斜。

年龄越小越明显，慢慢长大了就不太明显了。清瘦较肥胖的明显，天热较天冷显得粗、长一些。

指纹分三关，自虎口向指端，第1节为风关，第2节为气关，第3节为命关，详见图2-1。看指纹时，要将小儿抱于向光处，医者用左手食指、拇指握住小儿食指末端，用右手拇指在小儿食指桡侧从命关向风关轻轻按推几次，使指纹显露明显。

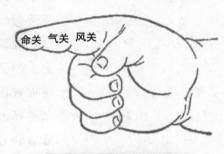

图2-1　小儿指纹三关

指纹辨证可以归纳为20字：浮沉分表里，红紫辨寒热，淡滞定虚实，三关测轻重。

浮沉分表里

浮指指纹浮现，显露于外，主病邪在表；沉指指纹沉伏，深而不显，主病邪在里。

红紫辨寒热

纹色鲜红浮露，多为外感风寒；纹色紫红，多为邪热郁滞；纹色淡红，多为内有虚寒；纹色青紫，多为瘀热内结；纹色深紫，多为瘀滞络闭，病情深重。

淡滞定虚实

指纹色淡，推之流畅，主气血亏虚；指纹色紫，推之滞涩，恢复缓慢，主实邪内滞，如食积、痰湿、瘀热等。

三关测轻重

三关是就指纹长短而言，纹在风关，示病邪初入，病情轻浅；纹达气关，示病邪入里，病情较重；纹进命关，示病邪深入，病情加重；纹达指尖，称透关射甲，若非一向如此，则可能提示病情危重。

需要注意的是，指纹诊应当结合患儿无病时的指纹状况，以及患病后的其他各种临床表现，全面加以分析，才能准确辨证，详见表2-6。

表2-6　小儿指纹的辨证

歌　　诀	特　　征	临 床 意 义
三关测轻重	指纹显于风关	邪气入络，邪浅病轻，见于外感初起
	指纹显于气关	邪气入经，邪深病重
	指纹显于命关	邪入脏腑，病情严重
	指纹直达指端，称透关射甲	病情凶险，预后不良
浮沉分表里	指纹浮而显露	病邪在表，见于外感表证
	指纹沉隐不显	病邪在里，见于内伤里证
红紫辨寒热	指纹偏红	外感表证、寒证
	指纹紫红	里热证
	指纹青色	疼痛、惊风

（续表）

歌 诀	特 征	临床意义
红紫辨寒热	指纹淡白	脾虚、疳积
	指纹紫黑	血络郁闭，病属危重
	指纹色深暗	实证
	指纹色浅淡	虚证
淡滞定虚实	指纹浅淡而纤细	虚证
	指纹浓滞而增粗	实证

☯ 人 中 诊

这里要特别提一下人中诊，见图2-2。祖国医学诊法内容丰富多彩，但是人中的诊法却很少有人重视。《灵枢·五色》有"面王以下者，膀胱、子处也"之说。景岳注云："面王以下者，人中也，是为膀胱、子处之应。子处，子宫也。"指出了"面王以下"与"膀胱、子处"的关系，即"膀胱、子处"有病，可以从"面王以下"表现出来。

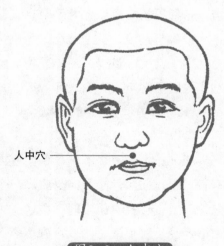

人中穴

图2-2 人中穴

人中诊可作为男女生殖系统疾病的辅助诊断，由名老中医朱良春[1]老先生提出。他认为，经文所说"面王以下者，膀胱、子处也"，是单

① 朱良春. 朱良春医集. 长沙：中南大学出版社，2006.

言色诊，至于人中与中指同身寸之差异在辨证中之应用，则未见论述。朱老认为正常人的人中长度基本与中指同身寸长度相等，凡是长度不等的，无论男女，"膀胱、子处"均有病变，且长度差别越大，症状就越明显。男则有阳事、生育方面的病症，女则见经带、胎产等异常。根据临床观察，中指同身寸长度大于人中者较为多见，包罗的病症亦较广泛；而人中长度大于中指同身寸者较为少见，且常为子宫下垂。若人中沟深者常为子宫后位，浅者多为前倾，宽阔者多为子宫肌瘤。因此，人中色诊与长度切诊相结合，临证有一定的辅助诊断价值。

人中望诊要点：正面观察是否偏斜；注意沟沿是否清楚及高低程度；人中深浅；人中宽窄；人中上下是否对正；人中中间是否有纵沟及横纹；人中是否弯曲；人中长短等。

这里主要谈谈女性人中望诊的意义。人中望诊分型：①正常型：一般说来，人中宽、直、深者属正常型，人中宜长不宜短，中深外阔，沟沿清楚，正直不狭，说明子宫发育完全，月经正常。②短促型：人中短促，说话时人中几乎不见，此为子宫颈短，孕后易早产或流产，月经往往初多后少。③宽旷型：人中宽旷，沟沿浅，隐约可见，中沟亦浅、平坦，这种子宫发育差，月经量多，孕后容易流产。④漫平型：人中虽不宽，但沟沿甚浅，甚至若无，与中沟看不出界限（月经期更明显），多为幼稚子宫，经量少，不易受孕。临床中漫平型较宽旷型多见。⑤绕凹型：人中虽圆窝状，窝大而浅者，外骨盆狭窄，生产时影响不大；窝小而深者，则为内骨盆狭窄，易出现难产。

除以上常见五种类型外，人中还有以下几种情况。狭细如针者：子宫尖如锥，多痛经，不孕。偏向左方者：子宫偏右，反之亦然。上宽下窄者：子宫前倾，经行时少腹痛。上窄下宽者：子宫后倾，经行时腰部酸楚。上下均狭窄而中间独深者：为子宫萎缩或幼稚子宫。弯曲如横马蹄形者：子宫呈蜗牛状，宫颈变位，行经时腰部酸楚不适，易致血崩。人中有一直线凸出如沟沿者：可能为双子宫、双阴道或阴道横隔。中线正直的，双子宫大小一样；中线偏直的，双子宫一大一小。

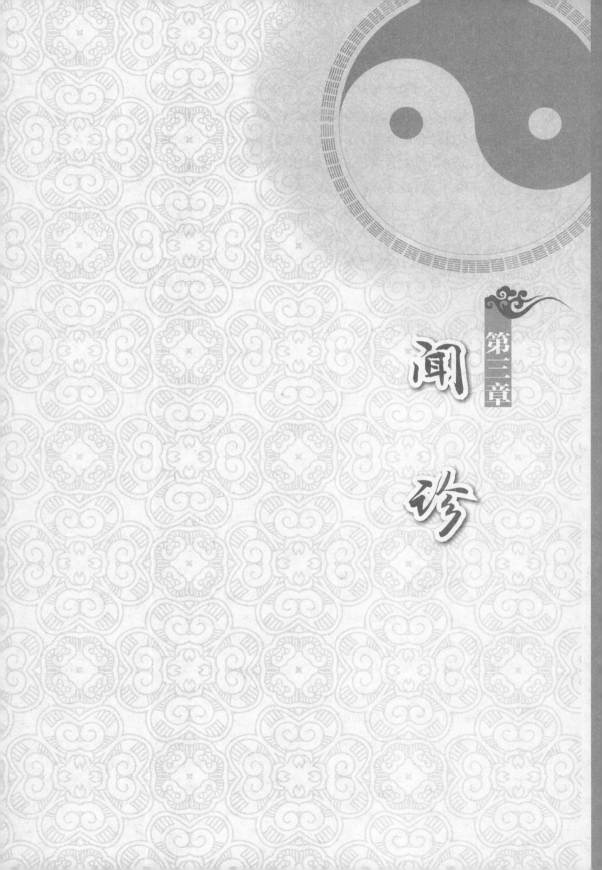

第三章

闻诊

《千金要方·诊候》曰："上医听声，中医察色，下医诊脉。"说的是如果以听声、察色、诊脉来区别医术水平高低的话，医术高明的医生通过闻诊就能诊察病情，其实就是强调闻诊的重要性。

闻诊，顾名思义，就是通过听声音和嗅病气测知病况，闻的内容有很多项，可以分为声音、语言、呼吸、呕吐、肠鸣和病气等。

脏实则声宏，脏虚则声怯。（《景岳全书·声喑》）通过辨别说话声音的强弱，可以反映脏腑精气的盛衰。比如声如洪钟、狂骂不休，不用说，一定是个实证、热证；如果声音跟蚊子似的，声微言轻，凑近了都听不太清楚，而且不爱搭理人，那就是虚证、寒证居多。

下面我们就详细介绍一下闻诊，闻诊即通过听声音和嗅病气测知病况，闻的内容具体来讲，可以分为声音、语言、呼吸、呕吐、肠鸣和病气等。

☯ 声　音

正常的声音自然、音调和谐、语言表达清楚。病变声音包括声音嘶哑、鼾声、呻吟、喷嚏等。

嘶哑

嘶哑包括音哑和失音，音哑是嗓子干涩发音困难，失音是完全不能发音。多因感受外邪，或久病耗伤，或情志过激，或用声失度所致。一般来讲像教师或曲艺工作者，就是要靠嗓子来谋生计的，如果保护不好更容易出现音哑或失音的情况。一代大师梅兰芳护嗓的秘诀据说是常年用铁皮石斛煎水代茶饮用，清咽护嗓。

音哑和失音有虚实之分。如果感受外邪，病起突然，邪气壅闭喉窍，多为实证，俗称"金实不鸣"。但是外感风热燥邪，表现为肺燥津伤者，亦可属虚或虚实夹杂。如果久病肺肾亏虚，喉关失养，鼓动无力，常由内伤引起，多为虚证，俗称"金破不鸣"。孕妇在怀孕阶段因为气血供养胎儿，有时会出现失音多属生理现象，但是久病之人突然出现声音嘶哑甚至失音，往往是脏气将绝的危兆。

鼾声

鼾声又称"息鼾"，就是人们常说的打呼噜，是人睡着时发出的呼吸粗鸣声。我们不要觉得打呼噜是睡得香的表现，其实打呼噜是健康的大敌，由于打呼噜使睡眠呼吸反复暂停，造成大脑、血液严重缺氧，形成低氧血症，容易诱发高血压、心律失常、心肌梗死、心绞痛等。中医认为痰热壅肺或鼻病、喉病，息道受阻，都可出现鼾声。病理性鼾声多见于痰阻心窍、神志昏迷的患者，如昏睡不醒、鼾声不断多因神志昏迷、气道不利，多见热入心包或中风入脏之危证。

呻吟

身体有苦痛，不能耐受或痛楚不解，自然会发出声音，这是一种生理本能，多见于疼痛、胀滞之证。观察一下患者的表情和动态有助于诊断。如捂着腮帮子哎哟不止，多半是牙痛；用手扪胸护腹，呻吟不止，多是胸脘痛或腹痛；躺在床上，稍一侧身则呻吟不已，多是肢体筋骨疼痛；一上厕所就呻吟痛楚，多是痔疮或便秘等。

喷嚏

喷嚏是指急剧吸气，然后气由口鼻迅速喷出并发出声音，是肺气上冲、驱邪外出的表现，外感风寒多见此证，而且常是早期症状的表现。如果外感或内伤病久不愈，突然出现喷嚏，那提前祝贺你，即病快好了，因为打喷嚏就是预示着气复阳回、病有好转或渐愈之兆。

☯ 语　言

人从出生就开始学说话，似乎从来不觉得说话是什么难事，就像一部CD机缓缓流淌出的音乐一样自然流畅。可是如果碰上了老式收音机，信号不好杂音多，时不时发出刺拉声，那绝对会反复挑战自己脆弱的神经。人亦如此，心主言、主神明，心病则语言错乱，所以语言错乱多由心主神明的功能失常所致。

语言謇涩

说话不流利、含糊不清、缓慢、词不达意，多见于中风后遗症或热病后期。

谵语

神志不清、语无伦次，多为实证。

郑声

神志不清、语言重复、语言不连续、声音低弱，多为虚证。

独语

自言自语、喃喃不休，多见于急性热病或老年人久病心血亏虚。

错语

患者语言颠倒、错乱，自知说错不能自主，多为心气不足。

狂言

声嘶力竭、语言快、声音高、骂人或狂言，多见于痰火扰心的狂证。

这里面我们要再细细区分一下。谵语和郑声都是在患者神志不清的情况下出现的语言错乱，但二者又有不同。谵语常由感受温热火邪，内传心包，或外感寒邪，入里化热，邪热内盛，扰乱心神所致。一般语声高亢有力，常伴有高热，多属重证、实证；郑声相对复杂些，或因外感，或因内伤，总由久病、重病精气内夺或精神散乱所致，故一般语声低弱，常伴有全身衰竭的多种证候，多属虚证、危候。

再看独语和错语。独语的患者一般意识是清楚的，你会发现他常常一个人对着自己喃喃自语，看到人就立即停止。独语有虚实之分，属虚者，多由心气虚、心神失养所致；属实者，多由气郁痰结、阻蔽神明所致，都是语言不能自主。独语一般见于癫证、郁证等。而错语是指患者在神志清楚的情况下语言错乱，前言不搭后语，没有逻辑或不连贯，但是患者说完之后意识到自己说错话了，说后自知，属虚证。错语多由心气虚、神气不足所致，一般多见于久病体虚或脏气虚衰的老年人。

呼　　吸

呼吸与肺、肾等脏器有关，通过呼吸变化可推测脏腑的虚实。

咳嗽

咳嗽是肺气上逆的表现，是由于呼吸异常，强烈地呼气冲击喉部而发出的声响。肺脏病变或其他脏腑病变及肺，导致肺失清肃和肺气上逆均可出现咳嗽。根据咳声变化和参考时间长短等情况，可以鉴别外感、内伤及判断病因、病性等。新病咳嗽多属外感，久病咳嗽多属内伤。咳声有力多为实证，咳声无力多为虚证。

咳声重浊，痰色清白，鼻塞不通，多为寒、为湿。咳声清脆，咳声短，痰色略黄，为燥、为热。咳有痰声，痰多易咳，痰出咳止，多为痰湿；若咳声短，痰少或无，多是肺燥。白天咳甚者，常为风、为热、为燥；晚上咳甚者，多属阴虚、肾虚、脾虚、痰湿。有的人早上起来咳不停，多见于宿饮患者，也可见于嗜烟者。

阵发性咳嗽，发则连声一二十次，因吸气而咳止，且伴喉间一声长鸣，此为"顿咳"，又称百日咳；声如犬吠伴有音哑，多为白喉证。

咳嗽每与咳痰相关联，故辨咳嗽应结合痰色、痰量、痰质进行参照。如痰色白者属寒、属湿，色黄者属热。痰量多者属痰湿，少或无痰者属燥、属阴虚。痰质清稀者属寒、属湿，黏稠者属热、属燥等。同时还应结合其他兼证加以鉴别。

喘

喘的主要表现是呼吸困难，短促急迫，甚者张口抬肩，鼻翼煽动，不能平卧。喘分虚实。实喘发作急骤，呼吸深长有余，息粗声高，而且以呼出为快，一般形体壮实和脉实有力，多属肺有实热，痰饮内停。虚喘发病缓慢，呼吸短促，急促难续，息微声低，以深吸为快，动则喘甚，一般形体虚弱和脉虚无力，属肺肾虚损。

哮

哮的主要表现是呼吸急促伴有喉鸣，喉中痰鸣会发出像哨笛一样的声音，呼气延长，喉间声响于呼气时明显，往往时发时止，缠绵难愈。哮多因痰饮内伏又外感风寒所致。久居寒湿地区，或食过多酸、咸、生冷也可诱发哮。因哮必兼喘，故一般也称哮喘。

哮与喘在病因、病机上有诸多不同。哮以呼吸急促、喉间发出哮鸣为特征，而喘虽呼吸急促，但喉间一般并无哮鸣声，故有"哮以声响名，喘以气息言"的说法。哮必兼喘，而喘未必兼哮。哮是某些发作性疾病的特定症状，经年累月，常反复发作，所谓"哮有宿根"；而喘则属并发于多种急慢性病证的主要症状，无反复发作的特点，所以两者还是有所区别的。

短气

短气是指呼吸短促而不相接续的症状。短气有虚实的不同，声低息微者属虚，多由肺气虚弱或元气不足所致；呼吸声粗者属实，多因痰饮、气滞所致。

少气

少气是指呼吸微弱、言语无力的症状，听上去说话气息稍显微弱，总是有种有气无力的感觉。少气患者会觉得气不够用，所以一般语声低弱。少气总的是由气虚所致，而主诸虚不足。

太息

太息说白了就是叹气，是指一种以呼气时明显可闻的深长呼吸声。中医常讲"善太息"，就是频频叹气。患者常会自觉心胸憋闷，深长呼吸之后感觉稍微舒畅一些。一般我们见到这种情况总会问一句：有什么不顺心的事么？确实这种情况是气滞于内的表现，多由情志所伤、肝气郁结所致。当然太息也有虚实之分，体弱之人因病久气虚不运而致气机阻滞不畅，亦会经常发出长吁短叹之声。

哈欠

哈欠又称"欠"，在一般情况下是正常的生理现象。正在开会的时候，台上有人打哈欠，紧接着就会发现好像启动了连锁反应，台下很多人都张大了嘴巴。所以哈欠被认为是有"传染性"的，容易受别人"感染"。有研究发现，尽管几乎所有动物都会打哈欠，但是哈欠的传染现象却只出现在人类、黑猩猩和一些猴子中，"传染性"地打哈欠被认为是动物在进化过程中学会的进行社会交流的一种方式。当然这都是从心理学角度的一些阐释。早在《灵枢·口问》篇中就对它形成的机制做了解释："阴阳相引，故数欠。"《灵枢》借卫气昼行阳、夜行阴来阐明哈欠是人体的阳气与阴气互相交换或盛衰转化所产生的一种生理过程，是与人体生理功能的兴奋（阳）与抑制（阴）消长密切相关的。当我们倦意袭来时，每每哈欠连连；早上起床之后，打个哈欠，伸个懒腰，精神焕发。然而我们要知道的是，哈欠并不都是生理信号，它也是某些疾病的征兆。特别是当一个人不拘时间、不感困倦时频频哈欠，那往往提示阳气虚衰或气血郁滞。正所谓"恼闷愁肠瞌睡多"，就是这种状态的描述。《金匮要略·妇人杂病脉证并治》篇载："妇人脏躁，善悲伤欲哭，像如神灵所作，数欠伸，甘麦大枣汤主之。"此处的"数欠伸"就是由于肝郁气滞日久，导致气津亏耗，周身疲惫所产生的。临床常见有些癔症和神经官能症患者，每有倦怠懒言、表情呆钝、"数欠伸"的症状表现，就属于这种情况。还有不少脑动脉硬化症患者，临床上除表现有一系列的抑郁现象外，也多见有哈欠频频的症状，这在辨证上常为气血瘀滞、阳气被郁、神机失达所致。这种症状常常又是某些脑血管意外（特别是脑血栓形成）患者的前驱信息，必须引起警惕，及早采取防范措施。另有一些属于虚劳症的患者，特别是元气匮乏或肾阳虚馁的病例，如甲状腺功能减退症等，常在白昼或就诊时哈欠频频，并伴有精神疲惫、周身懈怠、懒于行动、肢冷形寒、脉象沉细等一系列肾阳亏虚证候。由此可见，哈欠不仅是普通的生理现象，在一定范围内，它往往是在一种病理基础上的临床症状，对临床辨证有一定的参考价值。

呕吐、嗳气、呃逆

呕吐

呕吐是胃中饮食物、痰、水液冲出口的一种表现。呕吐声音微弱，吐势缓慢，吐清痰水，多为虚证、寒证。呕吐声音宏大，吐物痰黏黄或酸苦，多属实证。呕吐酸腐多因暴饮暴食，过食肥甘厚味，食滞胃中所致。

嗳气

嗳气说得通俗点就是"打饱嗝"，是胃中气体上出于咽喉，由口排出，同时发出声音的现象。病理上来讲是胃气上逆的表现。正常人吃饭后打个饱嗝是正常现象。如果嗳声响亮，频频而作，多由食滞、肝郁所致，属实证。食滞胃脘者，嗳气一般在吃饭之后频繁发作，气味带着一股酸腐臭味，嗳后脘部会觉得宽松些。肝郁的人，嗳气频作，没有食臭味，嗳后胸胁部胀满依旧，往往随着情志的变化加剧或减轻。脾胃虚弱所致的嗳气，嗳声低弱，时作时止。若嗳气泛酸灼喉，多为肝木旺盛之实证；如果嗳气泛清水而无酸灼喉者，多为胃寒之虚证。

呃逆

呃逆一症，《黄帝内经》称之为"哕"，俗称"打格忒"，发于喉间，呃呃连声，不能自制。其声短而频，不能自主，呈连续或间歇发作。一般呃逆多由胃中虚冷或痰热内扰、气逆上冲所致，但也不尽然。呃逆发于喉间，气出于胃而逆于肺，《灵枢·口问》也说到"肺主为哕"，所以临床呃逆辨证不能囿于降胃止呃一法，还需注重治肺，肺气肃降则胃气亦随之而降，此亦为治呃之一法门。还有，若内伤七情，肝气失和，病从内生也会致呃。辨别呃逆虚实寒热时，可根据呃声的高

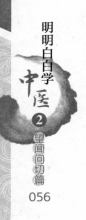

低、强弱和间歇情况来判断。新病呃逆，呃声响亮、连声有力属实证，往往和寒邪、胃火、气郁、食滞有关；呃声低弱、断续无力属虚证，多因脾阳虚，或病深及肾，脾肾阳虚，或胃阴不足所致。呃声沉缓，兼见面青肢冷、便溏等寒象者，属寒证呃逆；呃声高亢而短，伴有面赤身热、烦渴便结等热象者，多属热证呃逆。另外，大病久病之后，或者是年高体衰者，如果出现呃逆，其声重而长，低沉难续，来缓而迟，往往是胃气败绝之兆，要高度警惕。

☯ 肠 鸣

腹中鸣响，是指胃肠蠕动有声的症状，为胃肠气机升降失调所致，且多因气、水流走于胃肠而发出声响。应注意分辨部位和声响的特点。如声在脘腹，病多在胃；声在脐腹，病多属肠。肠鸣如雷，是腹中寒气；肠鸣辘辘，有如水转胃肠之间，则为痰饮、水湿停聚。当然，不是出现肠鸣都有问题，正常人腹中饥饿时，胃肠空虚亦会出现肠鸣，那是生理情况。

☯ 病 气

病气可分为身体气与室内气两种。一个健康人，气血运行流畅，脏腑功能正常，是不会有什么异味的。得病之后，脏腑气血津液受到病邪的侵袭困扰，而致气血失运，内脏功能失调，秽浊不除，腐败由生，故产生异常气味。医生通过嗅取患者发出的种种异常气味，来鉴别病证的寒热虚实，判断病情轻重及预后。

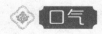
体气

体气或体味是指从患者身上发出的异常气味。正常人也有体气的差别，一般说来欧美人比亚洲人的体味浓烈，这主要与饮食习惯有关，为了压住身上的味道有时会用上更浓烈的香水。比利时的一位医生曾对世界各地居民的饮食习惯和体味进行了多年的研究①，他发现生活水平较高的欧美各国不论男女，由于进食大量的肉类，都有较浓而各异的体味。相反，以进食蔬菜或其他素食为主的人，身上虽然也有体味，但要清淡得多，远不像"食肉者"那样"荤味"十足。此外，男性体味的浓烈程度比女性强。同时，女性体味又会随着自身的月经周期或排卵等生理活动而发生周期性的变化。另外，种族不同，体味也有差异，浓烈程度也不一样。黑人的腺体最丰富，尤其是皮脂腺体数量多，全身分布区域广，其体味最浓；白人次之；黄种人腺体较少，体味相对较弱。我们都知道警犬的鼻子很灵，它就是根据嗅体味追踪罪犯。据说此法破案比指纹破案更具优越性。生活中我们也会发现很奇妙的现象，当宝宝哭闹不止时，给他闻带有自己妈妈汗味的围巾，常能使其安静进入梦乡。

体气（味）是一种信号，能帮助人们诊断疾病，当人的健康状况发生变化时，由体内排出的化学物质的成分也随之发生改变，常会散发出某些特殊的气味。训练有素的医生可借助体味的辨别对某些疾病进行诊断，如肝癌和肝昏迷患者身上有鼠臭味和氨臭味、消化不良和胃癌患者身上有血腥臭味、糖尿病和低血糖患者身上常因酮症酸中毒而散发出烂苹果味、尿毒症患者身上有尿臊臭味、肺坏疽患者身上有腐败味、鼓膜穿孔或浓性中耳炎患者两耳内会散发出臭味。所以，我们要留心注意自己的体味，而且特别值得一提的是，到医院看病时最好清淡素雅不要使用香水，因为它往往会掩盖体味而不利于疾病的诊断。

口气

正常人的口气无特殊气味，说话时不会发出臭气。口臭多因消化

---

① 周德朝. 人体气味. 生物学教学，1997（5）：41-43.

不良、龋齿、口腔不洁等所致。口中有酸臭气多因内有食积所致，而口中有腐臭气多为口中溃腐疮疡所致。若肾虚水肿晚期，口气中会有尿臊味。

排泄物之气

凡被排出体外的废物，统称排泄物，其中包括过量的、异常的分泌物在内，如汗液、鼻涕、痰涎、大小便、妇女经带等。鼻涕腥臭多为鼻渊，痰味腥臭多为肺痈。大便自秽多属热，酸臭多伤食，恶臭为大肠热毒瘀血。小便赤浊臊臭为湿热。妇女经血有臭气为热，有腥气为寒。带下属湿热者，气味臭秽；属寒湿或虚寒者，气味腥秽。排泄物的异常气味，多数患者自己就能觉察到，通过问诊一般也可获知相关情况。

病室之气

病室气味是指弥散在室内的与疾病有关的气味而言。患者的体气、口气和排泄物气味的散发，是病室气味的来源，轻则盈于床帐，重则充满一室。在病室内即可嗅到与疾病有关的异常气味，多说明病情严重。病室有血腥臭多为失血症，尿臊气为水肿病晚期，烂苹果样气为糖尿病酮症酸中毒，均为危重病证。

♣ 案情回放　岳美中医案[①]

咬牙一症多见于小儿虫积，成年人则很少见。1974年2月22日，友人宋某某携其子来访，谈及其子已25岁，每夜入睡后即上下齿相切磋，震震有声，可闻于户外，同屋之人往往惊醒，自己殊以为苦，故求治。望其子体肥壮，面色光亮，切其脉滑象显露。断为痰饮蓄于中焦，足阳明之脉入上齿，痰阻经络，滞碍气机，拟二陈汤加焦荷叶以燥湿理气化痰。法半夏9克，云苓9克，化橘红9克，炙甘草6克，焦荷叶9克。水煎服，10剂，以观后效。服5剂后，咬牙声即减少，10剂服

① 中国中医研究院. 岳美中医案集. 北京：人民卫生出版社，2005.

完，同屋之人已不复闻其齿牙相击声了。嘱再服数剂，以巩固疗效。

🎵 **闻诊点睛**　此案咬牙症上下齿咬动发出响声，就是日常所说的磨牙。多见于儿童，肠道寄生虫病、消化功能紊乱、营养不均衡、换牙期牙齿发育不良都可能导致磨牙。岳老对于此例中年患者从痰论治，"痰生百病""怪病生于一痰"，据其脉象及表征故投二陈汤，效验颇迅捷。

🎵 **经典读白**　闻而知之者，闻其五音，以别其病。（《难经·六十一难》）

闻其五音，就是听患者所发出的呼、言、歌、哭、呻五种声音变化。根据中医的五行理论，五音应五脏，其中的呼应肝，言应心，歌应脾，哭应肺，呻应肾，故五音的变化可以反映五脏的病邪性质。

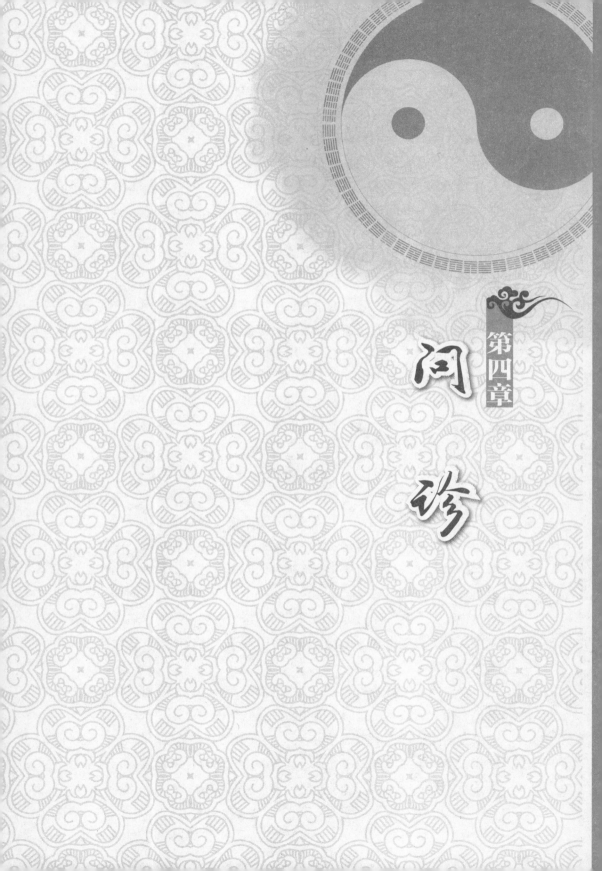

第四章

问诊

一个"问"字，蕴含了太多的学问。学和问常连在一起用，有一个关于学问的小故事。说的是一位老者很有学问，墙上挂有"学问"二字。老人死后，哥哥和弟弟不谙其理，却把"学问"强拆为二，哥哥拿了"学"字，整天光知道读书，不提问。弟弟拿了"问"字，一天到晚光知道问，不学习。光阴荏苒，一事无成。后来哥俩想起了父亲的话：既要学又要问。于是，他俩开始勤学好问，终有所成。所以，要有学问，必须要勤学好问。《易·乾》有言："君子学以聚之，问以辩之。"求学的过程其实就是问业的过程，要适应新生活，少不了问津、问禁、问俗，如此等等。

问的范围丰富广博。毛泽东在《沁园春·雪》中"问苍茫大地，谁主沉浮"，气吞山河，是一种豪迈；宋代苏老泉在《太玄论上》中"疑而问，问而辩，问辩之道也"，求学问道，是一种严谨；李白在《蜀道难》中"问君西游何时还，畏途巉岩不可攀"，山势蜿蜒，是一种险峻；李煜在《虞美人》中"问君能有几多愁，恰似一江春水向东流"，愁肠百转，是一种怅然；朱熹在《观书有感》中"问渠哪得清如许，为有源头活水来"，自然抒怀，是一种彻悟；陶渊明在《饮酒》中"问君何能尔，心远地自偏"，心无杂念，是一种惬意。

说了这么多，其实就是说明问的重要性。现在很多人一提起中医问诊，就认为是问问姓名、年龄、籍贯、既往史等一些常规的内容，问东问西，资料零散，其实问诊的意义远远不止这些。中医问诊中有"十问歌"："一问寒热二问汗，三问头身四问便，五问饮食六问胸，七聋八渴俱当辨，九问旧病十问因，再兼服药参机变，妇女尤必问经期，迟速闭崩皆可见，再添片语告儿科，天花麻疹全占验。"中医名家干祖望老先生认为，辨证中40%的依据从问诊中得来，远较闻诊、切诊的意义突出①。

有人说，中医强调四诊，每个人似乎都问得详细，可为什么很多时候仍然用方无效。这里面原因很多，从问诊的角度来说，应当反思在博大求全的问诊过程中是否有所疏漏，正所谓独处藏奸，是否有一些狡猾的症状潜伏较深没有被探寻到，或者关键性的体征未检查到，这些都是

---

① 张煜，王国辰. 现代中医名家医论医话选. 北京：中国中医药出版社，2012.

原因。中医的问诊和西医相比有很大不同，西医着重于围绕主诉进行问诊，强调局部，更着重于寻找特异性症状，比如一说胸闷，就首先考虑到心肺纵隔等常见疾病的问诊，相对整体状态重视得不够。而中医强调整体症状的问诊，注重于症状、证候等要素的采集，强调人体自身的自愈倾向和潜在内稳态的恢复，所以有同病异治与异病同治的不同。问诊不到位就会导致辨证失误，这是一环扣一环的。

☯ 冰火两重天，寒热细心辨

十问歌里将问寒热放在第一位，可见其重要性。问寒热就是问患者是否有怕冷和发热的感觉。这里主要强调的是患者自己的感觉，是患者的自我感知，通过温度计得到的体温数字可作为发热横向比较的客观参考指征。我们主要从寒热的概念、机制和类型来进行讨论。

碰到一个患者问寒热，不是简单问一下是否发烧怕冷就草草收场，这里面要问的内容还是比较多的，要特别注重患者的主观感受。有的患者感觉只是怕冷，但一测体温很高；有的患者体温并不高，但自觉发烧得厉害。所以主观发热和客观温度是有差别的，在询问恶寒发热时要分清是症状单独出现还是同时存在；发病的时间是新起还是久病；发病有没有什么时间规律，比如午后发烧还是夜里发烧；发病部位特点，比如恶寒是全身怕冷还是只有身体某个部位，如背部巴掌块地方怕冷；是浑身燥热还是只有手足心烦热；什么时候缓解以及伴随的兼症等。问题有很多，但要条理清晰、问而不乱，因为在问寒热的过程中，就可以了解两方面的内容：一个是病邪的性质，另一个是机体阴阳盛衰的情况。

寒邪致病往往出现怕冷的表现，热邪致病往往出现发热的表现。发热为主的病一般属于热证，怕冷为主的病一般寒证居多。阴阳无形，但同样可通过寒热来衡量。就像张景岳说的"阴阳不可见，寒热见之"。体内阴阳发生失衡时，可出现主观发热或主观怕冷的感觉，就是《黄帝内经》里提到的"阳盛则热，阴盛则寒""阴虚则热，阳虚则寒"。正常人是

"阴平阳秘",阴阳保持一个动态平衡,如果阳气太盛或阴液不足,就会出现发热;如果体内阴气太盛或阳气亏虚,就会出现怕冷的感觉。

需要特别说明的是,同样是怕冷,仍有程度深浅的不同,大概有三种:第一种是恶风。我们说大热天会吹风扇,这种患者尽管热,但会有意避开风扇,不敢对着吹。为什么?受不了那股风邪对毛孔的滋扰。第二种是恶寒。患者自我感觉怕冷,冬天怕冷可以理解是天气原因,暑气炎炎,别人轻薄衣衫,患者却里三层外三层包裹得严严实实,甚至压着厚被子、靠着火炉子还一个劲儿喊冷。这种怕冷不会因添衣取暖而缓解的情况就是恶寒。第三种是畏寒。也是怕冷,但和前者相比,加衣被或取暖后怕冷的感觉会缓解,这是不同之处。一般恶寒多新病多实证,畏寒多久病多虚证。

具体到寒热的类型,一般有四种:恶寒发热、但寒不热、但热不寒、寒热往来。临床上必须小心鉴别,仔细分清。

恶寒发热

恶寒发热是两种症状同时存在一个人身上,患者感觉又发热又怕冷,这说明是一种表证。可能有的人说了,又冷又热不是相互矛盾吗,怎么可能同时存在。表面看是矛盾的,但临床确实存在。有的人怕冷,那多穿件衣服吧,穿了之后又感到热起来了再脱掉,可脱了之后又感到冷。什么道理?首先我们说恶寒发热是诊断表证的一个非常重要的依据,而且恶寒是必备条件。《伤寒论》太阳病篇第三条明确提到:"太阳病,或已发热,或未发热,必恶寒。"要诊断太阳表证,恶寒是必须有的,正所谓"有一分恶寒,就有一分表证"。发热可有可无,但没有恶寒肯定不是表证了。其次,恶寒发热的同时存在代表着邪正双方较量的一种胶着状态,战场就是体表,恶寒发热的程度代表了正邪双方交战博弈的热烈程度。感邪较轻时,恶寒发热也比较轻,一点点恶风一点点发烧;感邪较重同时正气很强时,邪正双方就会势均力敌,战役如火如荼,恶寒发热的程度就重,表现为热势高恶寒重,加几床被子还缩在里面打哆嗦。这里面又分寒重热轻抑或热重寒轻。如果恶寒重发热轻,怕冷更明显，无汗，多为风寒表证；如果发热重而恶寒轻，主要感觉发烧为主，伴有一点点怕冷汗出，多属于风热表证。这都是正气未伤还强盛的情况。如果正气不足了，但邪气盛而不衰，那战斗打得没那么激烈了，正不抵邪节节败退，也会表现为恶寒重而发热轻，甚至发不起烧来。所以恶寒发热症状的存在反映了邪气和正气双方的情况。

临床上这样的例子很多。比如年老体弱的人感冒后很少发烧，或体温升高不明显，而小孩子生病后体温就动辄到40℃以上。是老人较小孩子体质好和抵抗力强的缘故吗？恰恰相反！体弱的老人阳气不足，机体抵抗力差，遭遇外邪袭击的时候，如同老弱残兵遇上正规军，根本形不成火拼的场面，外袭势如破竹长驱直入，基本上只有招架之功全无还手之力，所以体弱的老年人感冒很少能烧起来。而小孩子不同，他们属于清灵纯阳之体，感受外邪后正邪火拼很猛，热势很高。而且面对同一种邪气，因个人体质的不同，阴虚者易从热化，阳虚者易从寒化，所以简单一个发热涉及的不单纯是致病因素病邪的问题，还有体质因素致病条件等多种因素。

寒热并见多见于表证，但也有特殊情况。比如肌肤因疮疡多伴红肿热痛，这种发热本属里热，但突然之间又出现寒战怕冷，是出现了表证吗？这个时候往往不是新感外邪，不是表证，而是要考虑邪毒内陷、疔毒走黄、病情加重的情况。

❖ 但寒不热

但寒不热是只有怕冷的感觉，没有发热的感觉，如果兼有表证的其他症状就是风寒表证。比如天气突然降温却衣衫单薄、运动汗出后即冲凉水澡并睡在低温的空调房里而受寒后，突然出现怕冷且伴有头痛、身痛、喷嚏流涕等其他症状，当辨证为风寒表证。这种怕冷其实是积聚阳气以抗寒邪的一种反应，一部分人随后会出现发烧，也有相当一部分人就停留在这个风寒表证上，有怕冷怕吹风的感觉，表证明显，浑身不适。

有些人暑天里贪图口舌之欲，短时间之内进食了大量的冷饮、冷水果等寒凉之物，会突然出现腹部冷痛或绞痛、疼痛拒按、上吐下泻，甚至引发哮喘等，脉象是沉紧的，这就是一个里实寒证。所以为什么说暑天里很多胃肠病患者，这和饮食生冷是有关联的。

如果不是短时期之内出现的怕冷，而是长期经常性地怕冷，别人穿短袖了，他还穿着厚长袖；别人穿一件，他穿两到三件还披着围巾。无论春夏秋冬总是畏寒喜暖，比别人捂得严实，这种情况一般属于阳虚，里虚寒证，一般不会发烧。即使感受了外邪有发热，也只是个次要角色不会很明显。因为内在的阳气长期不足，小火苗旺不起来。

但热不寒

但热不寒就是只有发热的感觉，没有哪怕是一点点怕冷的感觉。如果患者没有发热的感觉，但体温一测升高了，那也是发热。这种但热不寒的情况一般属于里热证，阳气亢盛或者阴液亏虚时会出现。西医有弛张热、稽留热之类的划分，中医将其分为壮热、潮热、微热。

满足壮热的条件首先是体温高，至少39℃，患者自己感觉像个火炉一样烧得很厉害，衣服是解开的，被子盖不住，而且高热持续不退。我们说这种壮热伴随着口渴、脉洪等症状往往属于里实热证，热势很高，而且还可能出现"热深厥亦深"的手脚发凉。现在一般说体温没有超过38.5℃可以物理降温为主。说到这个物理降温，有必要多谈几句。物理降温有它的优势，具体来讲可以将冰袋放到患者的腋窝、肘窝、腹股沟等大动脉处或者用酒精擦拭进行物理降温。但前提是里实热证，如果是表证的发热，热势也可能很高，有的40℃以上，但是伴有头痛身痛、恶寒怕冷、流清涕、打喷嚏这些表证。这时候要谨记：表证忌冰敷，否则冰伏寒邪，反而不利于机体驱邪外出的能动反应。如果外敷也可以，但要热敷，使血管扩张、局部血液循环加快，更利于解表散热。

潮热就是发热有一定时间规律，如潮汐样发有定时。从时间上来讲，有日晡潮热、午后潮热和夜间潮热等。日晡潮热又称阳明潮热，日晡指的是申酉，就是下午5时到7时的时间段，也就是太阳快下山的时候发热。其实说日晡潮热或阳明潮热，并不是说一定是阳明病发热，临床上的发热一般都是下午厉害些，要根据具体情况进行辨证。午后发热的午后时间跨度似乎比较大，日晡潮热也是午后潮热。夜间发热或者说身热夜甚，往往多见于阴虚或瘀血。微热就是发热不高，或自觉发热，但体温不高，不超过38℃，一般要根据兼症进行辨证。比如长期发热，稍微一活动或劳累后加重，同时伴有神疲乏力、气短汗出、舌淡脉弱等表现，一般多属于气虚发热。如果低热的同时伴有面白、头晕、月经量少，多属于血虚的表现。如果发热伴有五心烦热、感觉骨头里发烧，热从骨头里往外发，多属于阴虚发热。

❀ 寒热往来

寒热往来不同于恶寒发热，后者是不论寒热孰多孰少，二者同时出现；而寒热往来是怕冷的时候不发热，发热的时候不怕冷，二者有明显的时间界线。寒热往来多见于少阳证，发有定时的典型疾病是疟疾，也可见于妇女热入血室，邪伏阴分证。

🍄 案情回放　邢斌医案[①]

施某，女，42岁，2003年12月4日初诊。2周前出现咽痛，继之鼻塞流涕，咳嗽。几天后又出现背心发冷、纳呆。1周后右眼充血胀痛，在上海嘉定某医院就诊，见右眼结膜充血（＋＋＋），角膜（－），瞳孔（－），诊断为右眼结膜炎。给予利巴韦林液、信利妥液滴眼，金霉素眼膏涂眼，抗病毒口服液口服，用后无效故来就诊。刻下：咽痒而咳，痰少，鼻塞，口干，后脑不利，背心发冷，纳呆，大便日行而干，右眼充血胀痛。病程中无发热，病初无恶寒。平素在冬天较常人为怕冷，但无背心发冷现象，也不口干，大便日行而通畅。检查：右眼结膜充血明显，咽部充血，两肺呼吸音正常。舌淡红而胖，苔薄白，根部淡黄腻，脉细。辨证为阳虚为本，感受风热证。处方：桑叶30克，菊花30克，金银花15克，连翘15克，制附子9克，细辛2.4克，蒲公英30克，羌活9克，板蓝根30克，桔梗9克，生甘草12克，葶苈子（包）18克，杏仁9克，马勃（包）4.5克，天竺子9克，天浆壳

① 邢斌. 半日临证半日读书. 北京：中国中医药出版社，2012.

7只，炙百部15克，5剂。上方煎3次，每次煎15分钟。前2煎内服，第三煎再加蒲公英30克，用药汁熏蒸头目。

12月9日二诊。用药1剂，背心发冷、后脑不利消失，自觉鼻子通畅。用药3剂后，咽痒咳嗽、右眼充血明显减轻。现唯稍感咽部不适，早上偶有咳嗽。处方以止嗽散加味善后，2剂痊愈。

问诊点睛 本例感冒病程较长，症状较多，特别是一些症状或表现为热象，或表现为寒象，辨证颇有难度，治疗更属不易。归纳起来，辨证有三大难点，试分析如下：

难点一：背心发冷的分析。背心发冷是风寒还是阳虚？风寒袭表和阳气亏虚均可导致背心发冷。但患者发病之初并无恶寒，亦无背心发冷，而是四五天后出现的，不像是感受表邪，而像是邪气伤正之后引起的。联系患者平素在冬天较常人怕冷，舌淡红而胖，故判断是阳虚所致。这里特别要注意的是，临床问诊，不仅要问现在的情况，还要问患者过去的情况，"九问旧病十问因"，通过了解患者以前的病史、平素的体质情况，有助于正确地分析现在的病情，尤其对于一个慢性病患者来说尤其显得重要。

难点二：背心发冷、舌淡红而胖与口干、便结、右眼充血、舌苔薄白而根部见淡黄腻并见，当辨为寒还是热？患者既有寒象又有热象，而套用常见的感冒病机均不适用。经再三询问，得知其平素不口干，大便日行而通畅，在冬天较常人为怕冷，而判断为阳虚之体，感受风热。风热侵袭肺表故鼻塞、咽痛、咳嗽，风热上攻故右眼充血，风热渐有入里之势，故口干、便结，舌苔薄白而根部见淡黄腻。因其素体阳虚，故舌淡红而胖，脉细，风热外邪损伤正气则阳气不能温分肉，故背心发冷。

患者的这一病机似乎与以往常规的感冒病机不符合。人们印象中阳虚者感风寒，阴虚者感风热，怎么这里是阳虚者感风热？这里牵涉到对发病的内外因的正确理解。机体发病过程中，体质与病邪之间，体质发挥的是内因的作用，病邪发挥的是外因的作用，最后外因通过内因而起作用。阳虚者易感风寒，阴虚者易感风热，这是常理，"同气相求"，实际上说明的是不同的体质对不同的病邪具有不同的易感性，而在发病过程中也具有不同的倾向性。但另一方面，病邪作为外因也发挥了一定作用，特别当病邪较为强大时，也可起到主导作用。本案就是阳虚之体，感受风热较盛，既重伤其阳气，又损其阴津。

难点三：虽明其理，但如何处方？明晓本案病机，却无成方可用，唯有借鉴古方制方之理而自拟之。本案的处方，就是根据麻黄附子细辛汤等扶正解表方剂制方之理变化而来，取疏散风热与温阳祛寒两法合于一剂。重用桑叶、菊花疏风清热明目，金银花、连翘、蒲公英助其解表清热，葶苈子、杏仁利肺气，桔梗、生甘草、板蓝根、马勃清咽喉，天竺子、天浆壳、炙百部止咳嗽；另外，制附子、细辛温阳散寒，而羌活为足太阳引经药，导阳气通达后脑、背脊。诸药合用，表里兼治而并行不悖。同时应用外治之法，以方剂第三煎再加蒲公英乘热熏蒸，既使药力从口鼻而直达上呼吸道，又使药物直接作用于眼部，内外同修故奏效颇捷。

可见，临床辨证，又常有变。疫病之病邪是强大的外因，平人、阳虚者、阴虚者都有可能感染病邪。平人速去其邪，即可能较易恢复。但已是病体就要考虑其体质因素、病邪性质，阴虚者勿忘养阴，阳虚者切记扶阳。

🐾 **经典读白**　治热之法，凡微热之气，宜凉以和之；大热之气，宜寒以制之；郁热在经络者，宜疏之、发之；结热在脏腑者，宜通之、利之；阴虚之热者，宜壮水以平之；无根之热者，宜益火以培之。（《景岳全书·寒热》）

热者寒之虽是治热之通治之法，但在具体运用上还有程度深浅的不同。热有轻重、虚实、真假之分，临床切忌轻视。如微热之证轻，微清气分之热以和之即可，若过用苦寒，药重病轻，杀鸡用牛刀反而削伐阳气。而大热之证，非釜底抽薪苦寒泻火之品不能胜任，过于轻淡如杯水车薪，无济于事。热郁经络，若施以苦寒，易阻遏阳气，当透发郁热；而热结脏腑形成里实之证，唯有通利攻下方可奏效。虚证发热属阴虚发热是真阴不足，尽管阳气相对亢盛，要从壮水涵阳入手；阳虚之热为虚阳上浮之无根之热，要从温阳益火考虑。

🌓 疼痛有虚实，部位分布广

说起疼痛，严格来讲，疼和痛是不一样的，疼是阳性的、表面上的感觉，比如刀割伤皮肤引起的不适，而痛是偏阴性、偏里的感觉。因为疼痛更多是一种主观体验，无法用语言确切描述，所以出现的疼痛千差万别。但疼痛又是临床上最常见的一类症状，患者经常作为主诉来就诊，所以对疼痛的掌握又是非常重要的。问疼痛主要问清楚疼痛的部位和性质，还要做好鉴别。

比如患者经常讲："大夫，我心口窝这个地方痛，是不是有心脏病啊？"这个时候你就要问清楚并做出判断，患者所说的心口窝具体是什么地方，疼痛的区域和范围以及疼痛的性质是怎样的，胀痛、闷痛还是刺痛，疼痛什么时间出现，是持续的痛还是间断性的痛，在什么条件下容易出现，什么情况下会缓解或加重，疼痛的部位是喜按还是拒按，以及疼痛的伴随症状，比如有没有汗出、水肿等，需要有一个综合判断。

作为一个医生，其实就像一个侦探一样，要诊察入微。当患者讲述自己的病情时，有一点要明白，患者本人不可能用医学术语，很多时候的表述和实际情况是有差异的，这就需要医者独具慧眼，识破假象。当患者说疼痛的时候，一定要让他指清楚具体部位。疼痛的部位比较广泛，可以是全身的也可能是局部的，可以是表浅的也可以是深层次的。比如患者说肚子痛，一定要弄清楚是胃脘部疼痛、上腹部疼痛还是下腹部疼痛，是腹壁痛还是腹腔里的疼痛，这是判断病位；同时还要问清楚疼痛是什么样的，是胀痛、冷痛还是烧灼痛，这就是判断疼痛的性质。患者说起来会很含糊，但问诊时一定要抽丝剥茧般问得越详细越好。

临床上经常会碰到这样的事，患者说胸闷，其实他的手指向胃；患者说胃痛，而手指向腹部。当患者手指向胃时，我们还要多问一句，其他地方还有没有疼痛。所以，患者囿于知识所限，有时候并不能完整无误地将病情表述清楚，患者可以糊涂，但医生不能糊涂，要做好辨识工作。

疼痛到底是什么原因引起的？两大原因：实和虚。

因实致痛，就好比通畅的大路上出现了交通拥堵，车辆是影响交通通畅造成拥堵的主因。同样各种实邪滞留在人体都可以导致疼痛，比如风、寒、暑、湿、燥、火之六淫，气滞、痰饮、食积、结石等，影响了气血的运行就会出现不通则痛。这种疼痛的特点是：疼痛突然发作，程度剧烈呈持续性，而且往往疼痛拒按。比如胆结石的疼痛，患者发作时非常痛苦，汗出淋漓，同时可能伴有呕吐的症状。

因虚致痛。不是所有的疼痛都是实邪引起，不通则痛成立，但痛则不通就不完全成立了。比如一个刚刚生完小孩的产妇出现全身性的疼痛，就要多考虑虚邪的因素，因为生产后全身虚弱，气血是亏虚的，这时候出现疼痛要多考虑因虚致痛。再比如有的人有胃痛的老毛病，疼痛时休时止，喜温喜按，这种疼痛就是胃阳不足失去温煦所出现的疼痛。就像植物一样，如果长期处于阴暗的角落晒不到太阳，或者接受不到雨露的滋养就会凋零枯萎。同理，人体内部如果阳气亏虚，精血不足，脏腑经脉失去阳气精血的温煦濡润，就会有不同反映，疼痛就是一种表现，中医称之为"不荣则痛"。与实证相比，它的疼痛时间比较长，程度相对较轻，时痛时止，绵绵不休，一般体质虚、全身情况较差。

❀ 疼痛的性质

（一）胀痛

疼痛的时候还多了憋憋胀胀的感觉，就是胀痛。这种情况一般多出现在胸胁脘腹部，患者会感觉里面总有气在顶着，如果是堵在嗓子眼，上不去下不来，会非常辛苦。胀痛往往是由各种原因导致的气机郁滞所致。举个生活中的例子，下水道堵了很烦人，很多人用热水加去污粉反复冲洗效果枉然，这时候如果用活塞用力下压，然后猛力一提，形成的压力及抽力就会把堵塞的杂物冲开，利用的就是疏通气机的原理。道理都是相通的，人体内的气机郁滞了同样会堵在那里让人或胀或痛不舒服，解决的办法同样是疏通气机。如果头目出现胀痛，气滞的原因较少，多半是肝火、痰火上扰或痰饮水湿上泛清窍所致。生活中这样的例子比较多，比如说一个人突然大动肝火，就会脑子里"嗡"一下感觉气血都往上涌，有的人随后可能就出现头目胀痛的表现。

（二）重痛

重痛这种感觉是疼痛的同时还有酸重的感觉，身体就像灌了铅一样，沉重抬不起来，不想做事、不想活动，一副懒洋洋的样子。有的人说："我的头上像裹了一层布，闷闷的头脑不清利。"这就是湿邪阻遏气机、经气不利的表现。重痛和酸痛有些相近，但酸痛除了湿邪困阻之外还有一种原因是肾虚骨骼失充，也会出现骨头酸痛的感觉。

（三）绞痛

绞痛是一种比较剧烈的疼痛，发作起来就如同有一把刀子在里面搅动一样，疼痛比较剧烈。绞痛多由于有形的实邪阻闭了气机，最常见的原因是寒邪，寒凝气滞，筋脉挛急收引就会出现绞痛。就像四车道突然变成两车道后出现大塞车或摩擦碰撞的频率就会相应增加，肾结石、胆结石梗阻的时候，往往容易出现绞痛。本身肠道气机不畅的患者，就像一条坑坑洼洼难走的路，受寒后车道变得更狭窄，怎么可能不堵车，所以更容易出现绞痛。

（四）其他疼痛性质

刺痛的感觉就像针扎一样，甚至严重的会有像刀割那样的疼痛。刺痛多是瘀血所致。冷痛除了痛还有怕冷的感觉，寒盛或阳虚都可导致。灼痛就是疼痛之外还有烧灼感，阴虚和阳盛都可出现灼痛。走窜痛多是一种游走不定的疼痛，如果患者告诉你疼痛的部位会经常转移，多为风邪致病，也可见于气滞或蛔虫内扰。还有一种掣痛，就是牵扯痛。比如中医讲的胸痹心痛，"心痛彻背，背痛彻心"时，心痛的部位可以放射到背部。肝经的疼痛像肾结石会放射到大腿内侧，上连胸胁，下连阴器。胆石症、胆囊炎可以反射到右肩部疼痛，这都是掣痛。当然，我们说疼痛的性质可以提示病变的性质，但是也要参考全身症状，不能妄下论断。比如说刺痛，多见于血瘀，但寒凝会不会出现，当然也会出现，血热也可以出现，血瘀可以作为致病原因出现，同时也可以是病理结果。疼痛的特点与临床意义见表4-1。

表4-1　疼痛特点与临床意义

疼痛性质	疼痛特点	临床意义
胀痛	痛而且胀	气滞，肝阳上亢或肝火上炎
刺痛	痛如针刺	瘀血
窜痛	疼痛部位游走不定	气滞，风证
冷痛	痛有冷感而喜暖	阳气不足或寒邪阻络
灼痛	痛有灼热感而喜凉	火邪窜络，或阴虚阳亢
绞痛	痛势剧烈如刀绞	有形实邪阻闭气机
隐痛	痛不剧烈，绵绵不休	虚证
重痛	痛有沉重感	湿证，但头部重痛为肝阳上亢
酸痛	痛而有酸软感觉	湿证，唯腰膝酸痛多属肾虚
掣痛	抽掣牵扯而痛	经脉失养或阻滞不通所致
空痛	痛有空虚感	虚证

疼痛的部位

疼痛可以出现在身体任何部位，有些疼痛无关紧要，比如皮肤轻微的擦伤，这种疼痛部位浅、损伤小，很快就会消失。而有些疼痛则不然，表面看上去没什么破损，但患者就是痛得要命，有些人痛得受不了就吃几粒止痛药，其实这种做法最不可取，因为会掩盖病情造成某种假象，所以在就诊前最好不要随便用药。

（一）头痛

很多人都有头痛的毛病，尤其是长时间高强度伏案工作的白领，因为长期工作紧张、姿势不良，引起头颈部肌肉持续紧张、痉挛性收缩等均可导致头痛。有的人特别敏感，周围的噪声，甚至食物的异味都可引起头痛发作，缓解这种血管紧张性头痛最有效的办法其实就是注意颈肩部放松，注意休息，配合功能锻炼，慢慢就会好转。如果工作压力和强度一直持续，那头痛就如同梦魇一样持续下去。

中医将头痛的部位根据经络循行的部位进行分经辨证，详见表4-2。比如阳明经循于头面部，前额、眉棱骨的疼痛属于阳明经；太阳经行于头之后，后头痛属于太阳经；少阳经循行头的两侧，所以两侧偏头痛属于少阳经；足厥阴肝经上额交巅，所以巅顶痛属于厥阴肝经的病变。这是最常见的分法。除了这种分经之外，还要注意和眼、耳、口、鼻之间的联系，因为五官的问题也会引起头痛。如果头痛长时间不能缓解，甚至有持续恶化的趋势，就要考虑颅脑的一些病变，比如脑部肿瘤等疾病。

表4-2　头痛与经络

部　位	病变所属脏腑经络	病　机
头痛	太阳经病：头项强痛、头痛连及项背、颈项不利	头为诸阳之会，三阳经直接上行头面，厥阴肝经亦上通巅顶
	阳明经病：前额头痛，常连及眉棱骨	
	少阳经病：太阳穴周围疼痛或偏头痛	
	厥阴肝经病：头顶痛常连及头角	

（二）胸痛

胸痛往往以心、肺的疾患居多，常见的病变有胸痹、厥心痛、真心痛。胸痹是指一般的冠状动脉粥样硬化性心脏病、心绞痛，厥心痛、真心痛是指心肌梗死，病情严重，中医讲旦发夕死、夕发旦死，是指发病起来如果得不到及时救治，很快就会死亡。患者常说的心痛不一定就是心脏这个部位痛，很多出现在剑突下，胸的上部、喉、颌、左肩或者左臂，或者腹部，还可能出现恶心。而且心脏病发病的典型症状不一定是疼痛，很多人的反应是压迫感，有人说就像在心上放了一块大石头一样。胸痛的特点详见表4-3。

表4-3 胸痛的特点

病 位	性 质	伴 随 症	主 病	病 机
肺	灼痛	壮热、烦渴、面赤、苔黄	肺实热	外感风热之邪犯肺→肺失清肃
		潮热、盗汗、咳痰带血	肺阴虚	阴虚生热，热伤肺络
		身热、咳吐脓血痰、味腥臭	肺痈	热毒蕴肺、气血瘀结、肉腐成脓
	刺痛		瘀血	外伤→瘀血→阻滞胸部脉络
	闷痛	咳喘、痰白量多	痰湿犯肺	脾虚→生痰湿→犯肺→肺失肃降
	胀痛窜痛	太息、易怒	气滞	胸中气机不利
心	憋闷疼痛	痛引肩臂	胸痹	瘀血、痰浊、寒凝、气滞→阻滞心脉→运行不畅
	彻痛剧烈	（主要为胸背彻痛）面色青灰，手足青至节	真心痛	同胸痹，只是程度重，心脉急骤闭塞不通

（三）胃脘痛

胃脘的部位是剑突稍微下一点，多半是胃的毛病。胃脘部的疼痛要分虚实，一般喜温、喜按、疼痛隐隐为虚，疼痛剧烈、拒按为实。饥饿痛属虚，食后痛属实，饮后痛属水饮，吃辛辣后痛属热，夜间痛属瘀血，生气后痛属肝郁气结，思考问题时出现疼痛那往往要考虑脾虚的问题。现在胃肠道的毛病越来越多，和人们吃东西不注意有很大关系。热的、冷的、煎炸的、辛辣的一股脑儿往胃这个大口袋里塞，白天吃、晚上吃，脾胃夜以继日地工作都没有消停过，疼痛就是一个报警信号。饮食不节加上工作压力、精神紧张都是造成胃脘痛的常见原因。胃脘痛的常见疾病有胃瘅（急性胃炎）、胃疡（胃溃疡）、胃痿（萎缩性胃炎）以及胃穿孔、蛔厥（胆道蛔虫）等。胃脘痛的特点详见表4-4。

表4-4　胃脘痛的特点

性质	伴随症	主病	病机
冷痛	痛处固定	胃寒	寒伤胃阳，胃脘收缩拘急
灼痛	消谷善饥，口臭便秘	胃火炽盛（实热）	胃热→胃腐熟功能亢进
	嘈杂，饥不欲食，舌红苔少	胃阴虚（虚热）	阴虚→生热→虚火内扰
胀痛	嗳气，郁怒则痛甚	胃腑气滞	气郁不舒，肝气犯胃
刺痛		胃腑血瘀	瘀血→脉络阻滞
隐痛	喜暖喜按，呕吐清水	胃阳虚	阳虚不温煦不温养

（四）腹痛

　　腹部不只有胃肠，还有胆囊、肝脏、脾脏等各种器官，所以有时候腹部疼痛的原因患者自己也很难说清楚。如果划分范围，腹部的范围很广，有大腹、小腹、少腹、脐周之分。要根据它的疼痛部位，确定它内在的脏腑；根据它疼痛的性质，确定它的病变性质，究竟是刺痛、胀痛、游走痛，还是窜痛、转移痛。根据疼痛的位置结合疼痛的性质，来对腹痛做出判断分析，像肠痈、肠痹、肠结、腹泻、气腹痛等都可以导致腹痛。日常生活中胃肠功能不太好的人，只要吃一点凉的，甚至坐到冰凉的座位上，很快出现腹痛，接着就要拉肚子，所以腹部受凉是腹痛比较常见的原因。这个时候喝点生姜红糖水，用暖水袋捂上或者艾条熏一下，一般疼痛就会缓解，这些常识性的东西大家一般都容易掌握。如果腹部剧烈疼痛到连呼吸都不顺畅，持续疼痛不能缓解，并且伴有汗出、呕吐、头晕或者发烧，就不能耽搁了，止痛药是不能乱吃的，以免掩盖病情，应该立即前往医院诊治。

　　临床上腹部除了疼痛之外更多见的是腹胀，一般而言除了虚实寒热的辨证之外，还要考虑三个方面的内容。第一个方面，如果胀与饮食有关，即多食多胀、少食少胀、不食不胀者，多病在脾胃，利用辛开苦降、健脾行气法多能取效。第二个方面，如果与饮食无关，不吃也胀，那要考虑其病在肝，疏肝理气、复其条达之能而愈。第三个方面，如果胀久不愈，晚间加重，不因矢气或嗳气而减轻，遍用理气药无效，即使舌脉无瘀滞变化也要考虑病本在血，从肝血瘀阻辨证，气滞乃由瘀血在肝所产生，和胃肠道的滞气不同，要从活血通络、开利肺气通三焦来辨证施治。而且这种肝性腹胀往往多数属于慢性肝炎、迁延性肝炎或早期肝硬化阶段。腹痛的特点详见表4-5。

表4-5　腹痛的特点

疼痛部位	性质	伴随症	主病	病机
大腹（脐以上部分）	隐痛	喜温喜按，腹泻	脾胃虚寒	脾胃虚寒
小腹（脐以下部分）	胀痛	小便不利	癃闭	膀胱气化不利
	刺痛	小便自利	蓄血	瘀血阻于胞宫
少腹（脐两旁）	冷痛	牵引阴部	寒凝肝脉	肝脉拘急收引
脐周	隐痛	有包块，按之可移	虫积	

（五）腰痛

腰部是个很脆弱的部位，很多人都有过腰痛的体验，因为腰部承载着上半身的重量和活动，负荷相当大。一旦肌肉、椎间盘、腰椎、韧带发生损伤，都会引起腰痛。有的人可能因为举个重物或者不小心闪了一下腰而出现急性腰痛，持续发作不好转就会转为慢性腰痛。

腰酸背痛的原因很多，除去感染、肿瘤所并发的腰痛，若单纯以腰背部肌肉、神经等原因所引起的腰痛可以分为两种。一种为腰部肌肉、肌膜与韧带的疼痛，这种腰痛常局限于原受伤部位的肌肉，最远者可延伸到臀部或大腿，多数的原因为肌肉拉伤和慢性疲劳造成劳损、肌肉僵硬与纤维化现象。如果患者形容这个肌肉疼痛时是酸痛酸痛的，多是疲劳的一种表现，患者会说睡久了腰痛，或者说早上起床后腰部酸痛。中医认为腰为肾之府，带脉环绕于腰部，肾虚、带脉和经络的组织受伤都会出现腰痛。如果疼痛伴有肿胀现象，那多考虑拉伤或挫伤的可能性。一般来说这种腰痛，患者站立或行走都没什么问题，但是坐得久了或者工作劳动强度过大就会发生腰痛。另一种腰痛是脊椎或脊髓神经被夹压所造成的腰腿痛。这种腰痛，多由腰部牵引臀部、大腿、小腿，甚至脚趾，多发生于单侧，较少双侧同时发生，疼痛的感觉在腰、臀、大腿，多呈抽痛，患者会觉得沿着腿部的一侧有一根筋似乎抽住了一样，在小腿足部多呈疼痛无力或感觉麻木异常。这种腰痛的患者往往走不了远路，走十几分钟就必须找个地方歇一歇方能暂时缓解，如果躺下来症状迅速解除。生理期的女性往往容易出现腰背酸痛，这和此阶段气血亏虚不能濡养肾府有关。

（六）其他疼痛部位

像背部出现的疼痛是什么原因呢？中医认为，背为阳，是个能量场，背部是足太阳膀胱经所过的部位，中间有脊髓，督脉行于脊内，最常见的原因是寒湿阻滞督脉。另外，通过背部疼痛部位相对应的经络，还可以诊察内脏的病变。不要小看了背部这些腧穴，就像一道道机关一样，布满了五脏六腑的玄机。简单来讲，哪一个腧穴上有明显的压痛点或反应点，就可能推测哪一脏器出现病患。

四肢关节疼痛，也是困扰很多人的问题，中医认为多半是风寒湿邪之气侵袭经络造成经脉不利所致。《素问·痹论》里面讲到"风寒湿三气杂至合而为痹"，就是对此病因的认识。西医对此也有认识，比如在病名上称之（类）风湿性关节炎、风湿性肌炎等，但更多强调是一种"炎"性风湿热。中医则强调这个痹是风寒湿三气杂至合而为痹，风寒湿三邪都存在，同时日久夹有痰湿郁热、瘀血阻滞等因素。治疗效果中医比西医更持久，副作用更小。

此外，还有一种说不清道不明的疼痛，就是周身痛。如果让患者确切地指出是哪里疼痛，患者也说不清楚，总之就是全身都痛。这里也分虚实，如果疼痛的时间比较短，实证居多；长期卧床的患者，久卧伤气，气血流通不畅也会出现身痛，属于虚证。临床上确实有出现全身疼痛而找不见病因的，做了各种检查，各项指标都正常，这种查不出病因的疼痛西医往往是束手无策的，中医在针灸止痛方面有一定效果，配合中药对全身气机的整体调理可缓解疼痛。

🌸 案情回放　彭坚医案[①]

董某，男，11岁，广州人，2004年12月21日初诊。患者7岁前能吃能睡，发育正常，3年前开始腹痛，经常发作，频繁时每天发作四五次，每次几分钟到十几分钟不等，休息片刻可自动缓解，疼痛的部位主要在肚脐周围，多为痉挛而痛。血红蛋白较低，做过多次检查，排除地中海贫血、蛔虫症。近来查出有十二指肠溃疡，服用治疗溃疡的西药仍然不见疼痛好转，服用铁制剂也不见血红蛋白上升，特从广州来长沙求治。察之面色发白，眼圈发青，形体消瘦，精神尚可，胃口不佳，腹部柔软，压之无痛感，素来大便干结，有时须服泻药才能解出，现已两天未解，腹胀，小便黄，舌胖淡、苔黄腻，脉弦缓。此为食积所致，当先用消法，处以保和丸加减：炒麦芽、炒山楂各15克，神曲、莱菔子、茯苓、连翘、炒白术、藿香各10克，陈皮、半夏、胡黄连各5克，5剂。

12月27日二诊：服上方后，胃口稍好，大便每天一次，气臭，仍

① 彭坚. 彭坚学术观点与临床心得集. 北京：人民卫生出版社，2007.

然阵发性腹痛，每天二三次，舌苔已净，舌质白而胖淡，脉缓弱。中焦虚证已显，当温补气血，处以黄芪建中汤加减：黄芪、生白芍、饴糖各30克，大枣15克，炙甘草、生姜、蒲公英各10克，桂枝6克，三七片3克，7剂。

2005年1月5日三诊：服上方后，胃口转佳，大便通畅，7天中腹痛仅仅出现一次，原方加当归10克，续服30剂。

2005年3月，患者按上方服药50余剂，腹痛再未出现，十二指肠溃疡已排除，血红蛋白正常，面色白里透红，体重增加5千克，食欲、大小便均正常，舌淡红无苔，脉弦缓，病已痊愈，嘱不必再服药。

✄ **问诊点睛**　本例不明原因的腹痛、溃疡、贫血三种疾病集中在一个患儿身上，西医在治疗上有一定困难，故长期未能痊愈。儿童不明原因的神经性腹痛，用《伤寒论》芍药甘草汤、小建中汤一般皆有效。从本例患儿贫血、面色发白、眼圈发黑等全身证候来看，呈现一派虚证，属于《金匮要略》所说的虚劳，当用黄芪建中汤、当归建中汤。但初诊时，见患者舌苔黄腻，用建中汤又有所顾忌，仔细询问患者父母，平常不见此种舌苔，意识到应为旅途活动过少，食积于胃肠所致，故暂用保和丸消食，加藿香化湿，胡黄连泻下。二诊时见舌苔退净，舌质白而胖淡，虚证本质已露，始用黄芪建中汤加减。因西医检查有十二指肠溃疡，故加蒲公英清热消痈，三七活血止痛。三诊守方不变，坚持数十剂，终于使得这一复杂的病例治愈。案中蒲公英、三七之用，一为效法先贤章次公，一为彭君所创得自老中医周佑仙，皆大益于中医临床，不应小觑。

✄ **经典读白**　何处苦楚，何因而致，何日为始，昼夜孰甚，寒热孰多，喜恶何物，曾服何物，曾经何地？（《韩氏医通·六法兼施章》）

哪里不舒服、最痛苦的症状是什么、什么时候加重、起病时间是什么时候、平时的情况怎样、吃过什么药、曾经接受过哪些治疗，这7句话包含了问诊中的多项内容，如患者自觉症状、疾病发生原因、病程及发展情况、患者的生活习性及诊治过程等。通过问诊收集的这些信息对于明确病情、诊断疾病非常重要，正所谓"未诊先问，最为有准"，是诊病之要领，临证之首务。

舌尖小文化，肚子大文章

　　现在是一个比较关注"吃文化"的时代，选择吃什么、怎么吃受到人们越来越多的关注。我们的老祖宗早在2000多年前还处于奴隶社会时期的周代就明白了它的重要性，在周代的宫廷里还配有专门从事皇家饮食的"食医"，专门来为皇室成员进行饮食调养。魏晋南北朝时期，一部《食经》系统论述了食物的养生功能。然而就像懂得开车要小心驾驶仍然会出现刮擦磕碰一样，一方面谈着舌尖文化的重要性，另一方面很多人还是会在饮食上出现问题。或者饥而不食，或者能食不化，或者不饥不食等。所以问诊要问饮食情况，就是想了解当前脾胃的情况。只有饮食正常、脾胃健康，才能存正气、化气血、驱邪气，正所谓"正气存内，邪不可干"。

　　《史记·廉颇蔺相如列传》记载，廉颇被免职后，跑到魏国，赵王想再用他，派人去看他的身体情况，众人判定其能否应敌的依据就是"尚能饭否"。使者看到廉颇，廉颇为之一饭斗米，肉十斤，被甲上马，以示尚可用。但赵使受了廉颇之仇郭开贿赂回来报告赵王说："廉颇将军虽老，尚善饭，然与臣坐，顷之三遗矢矣。"就是说廉颇虽然老了，饭量还是挺大，不过在吃饭的过程中却拉了三次。这小子使坏，后面编的"三遗矢"是在说明廉颇胃强脾弱，能吃不能化，身体状况已大不如前，所以仅凭这一点让"赵王以为老，遂不用"。

　　所以通过询问饮食情况，可以测知脾胃的强弱，同时也可定下用药的基调。因为对于邪气偏盛的患者，胃气强则可攻下，胃气弱则须减量。对于虚损的患者，胃气强则可考虑峻补，胃气弱则要缓补。因为脾胃不但承担运化水谷的任务，药物的消化吸收也要依赖脾胃。脾胃如果虚弱，攻伐补益均要慎重。

问口渴饮水

具体来说，问饮食，主要从问口渴饮水和食欲口味两方面情况来谈。提起口渴，还真不是一两句话就能说清。口渴是患者自觉口腔干涸，但有的口干却不想喝水，有的口渴但渴不多饮或渴喜热饮。对于口渴与否的询问，可以测知体内津液盈亏和阳气气化输布的情况。具体说来，只有体内津液充足，阳气炼津化气上承于口才能不觉口渴。除了剧烈运动、天气原因，津液在没有消耗的情况下一般不会口渴。那么，出现了口渴多饮，排除了平素品茶多饮的习惯之外，一般常见两种原因：一是燥邪、热邪对津液造成损伤以致阴液不足；二是阳气亏虚，不能敷布津液上承于口，这种阳虚的口渴一般渴不多饮或渴喜热饮。有人说，一到晚上就嗓子冒烟儿，咽干口燥得厉害，但水又喝得不多，那多半是阴虚火旺的原因。此外，还有一些特殊病证的口渴多饮，比如全身没有热象，舌不红、苔不黄，却口渴多饮，属于中医里的"消渴"，多伴有尿多；一两岁小孩子出现小儿夏季热时，因生理原因排汗机能不健全，不像大人那样多汗，而是出现高热无汗、烦渴多饮，因饮水多而小便清长；还有一种尿崩症，口渴甚而小便多。这里还要特别注意一种特殊情况是服用了某些西药后引起的口干，那是药物引起的副作用，临床上应当鉴别。

凡是夜间与早晨口干而欲饮者，多属阴虚。凡饮不解渴，饮后即尿者，多属三焦气化失常，有膀胱气化不利与肾阳虚衰之不同。凡饮后胃脘有振水音，甚则心下悸者，为中焦蓄水之候。凡咽干欲饮，但少饮辄止，稍后又饮，多是阴虚；而但欲饮水不欲咽，则多为瘀血。

一般来说，寒证不口渴，热证口渴，这样好理解。但有些热证却不渴或不太渴的，比如热入气分时汗大出、口大渴，病情进一步发展，热入营血时反而口渴减轻或不渴了。这是怎么回事？打个比方，烧麦秆、柴草的时候火苗高火势旺，但轰一下就过劲儿、不持久，而烧煤炭时看上去火势不旺，但热力持久。气分证的热就如同烧柴草一样，热势明显，表现为壮热、口渴；而进入营分证之后，热力含蓄深藏，火势反而变弱了，出汗减少，口渴也没有气分证时那么明显。当然，热入营血时，神志会昏糊，机体自身敏感性也会下降，而且饮水并不能直接补充营阴的不足，这也是考虑之内的因素。现在条件好了，很多高热的患者很早就吊上盐水了，自然也就不怎么口渴了。

如果不是单纯的热证，但与痰、湿、瘀等病理产物纠缠在一起，变成了痰热、湿热、瘀热，就会出现口渴，但不会多饮或者口燥欲漱水不欲咽。如果痰湿内阻出现口渴，不仅喝的量少，而且饮不解渴反觉胀满。这些痰、湿、瘀本身也是人体的津液，只不过是病理的，不能为我所用，就像对于一个置身汪洋大海而口渴的人来说，尽管四周环水，但因转化不成体内所需之水仍然会口渴难耐，甚至会渴死是一个道理。所以这些病理因素的存在往往是阻遏了气机，使得气化不利，而不是真正的缺水。电视广告里那些酷暑里喝冰镇饮料透心凉的做法，其实是最伤人胃阳的一种做法，不仅不解渴而且伤人最重。我们不提倡喝冰水，尤其酷暑难耐的时候，最解渴的办法就是小口喝温水，这才是自然之道。

临床问诊时经常会问道：口干、口苦吗？这个口苦往往是有肝火、胆热。这个口干一定就是热盛伤津后出现的症状吗？这里我们要很明确地告诉大家，不是！口干舌燥，原因比较复杂。高热患者口干舌燥好理解，就像太阳底下晾晒湿衣服，很快水分就蒸发掉了，多属热毒炽盛或汗出过多而耗伤津液，患者多见口渴、舌面少津、苔黄燥；热病后期口干舌燥，津液亏耗，多属病久伤阴，舌质多红绛或干红无苔，患者虽口干舌燥，但不欲多饮。还有中风患者，目合口开，手撒遗尿，元气暴脱，津液失布，亦可出现口干少津，并非津液枯竭；膨胀患者，水湿停聚，常舌红少津，乃肺脾肝肾诸脏之功能失调，气化无权，升降失司，津液不能上承于口，就像冷锅煮水，火小煮不开水，水变不成水蒸气，所以不是真正的缺水，故亦不属于津亏范围；年龄大的老人，元气本身不足了，筋肉也变得松弛，睡着之后常常是张口呼吸的，就像一件湿衣服晾在户外水分慢慢蒸发掉一样，舌上的津液随着张口呼吸蒸发了，也会出现口干舌燥，但一般醒后就会自行恢复。所以，面对患者口干舌燥的情况，医者要细心体验，不能一见口干舌燥即按伤津耗液来辨证。口渴的症状及病机详见表4-6。

表4-6　口渴的症状及病机

类型	症 状 表 现	病 机
不渴	口不渴	津液未伤，见于寒证、无明显热邪
口渴多饮	大渴喜冷饮，兼见面赤壮热，烦躁多汗，脉洪大	实热证
	渴引饮，小便量多，兼见能食消瘦	消渴病
	大汗后，或剧烈吐下后，或大量利尿后，出现口渴多饮	吐、下、利后耗伤津液
渴不多饮	口干，但不欲饮，兼见潮热、盗汗、颧红等症	阴虚证
	口渴，饮水不多，兼见头身困重，身热不扬，脘闷苔腻	湿热证
	渴喜热饮，但饮量不多，或水入即吐，兼见头晕目眩，胃肠有振水音	痰饮内停
	口干，但欲漱水而不欲咽，兼见舌质隐青或有青紫色瘀斑，脉涩	内有瘀血

🔹 问食欲口味

　　说完了喝水说吃饭。食欲好的人将吃饭当作是一种享受，《舌尖上的中国》中琳琅满目的美食让人垂涎欲滴，首先挑起的就是人的食欲，而食欲差的人却视吃饭如吃药，味同嚼蜡。食欲好不一定饭量大，哪怕粗茶淡饭都可能乐享其中，而食欲差的人强调更多的不是味觉而是生理需要和健康指标，为了健康要定时定量等。吃饭的问题说白了就是考验脾胃的功能是否强健。

　　李东垣在《脾胃论·脾胃盛衰论》中有这样一段精辟的论述："胃中元气盛，则能食而不伤，过时而不饥。脾胃俱旺，则能食而肥。脾胃俱虚，则不能食而瘦。或少食而肥，虽肥而四肢不举，盖脾实而邪气盛也。又有善食而瘦者，胃伏火邪于气分则能食。脾虚则肌肉削，即食㑊也。"说的是什么呢？通俗点讲，就是中气足、脾胃强的人，一次多吃几碗饭也不会食积难受，因为脾胃功能强嘛！此外，过了吃饭的点儿了也饿不着，机体扛得住，这就是"过时而不饥"。反之，如果脾胃功能差的就麻烦了，不能多吃，吃多就难受，稍微有个不注意，看见眼馋的，多吃了两口就容易伤食。你说脾胃功能不好，吃不下就不吃吧，一顿不吃还饿得慌。胃痛、胃胀再漾个酸水儿，整个人都让这脾胃闹腾得矫情了。脾胃功能好的人"能食而肥"，这里的肥是健壮的意思。脾胃虚弱的人，一般吃得少，比较偏瘦，但也有胖的，就像有些人说的那样，喝口水都长肉，但这种胖一般肌肉不紧实，而是捏上去松耷耷的没有力道的虚胖，"虽肥而四肢不举"，这也是脾胃虚弱不能运化水湿，造成痰湿内停的另一种表现，"盖脾实而邪气盛"其实强调的是脾虚痰湿盛的病机。还有一些清瘦之人，怎么吃都不长肉，属于"善食而瘦者"，喜欢减肥的女性可能比较羡慕这种人，其实这也是一种病态，中医称之为"胃强脾弱"，胃的消化功能强进，"胃伏火邪于气分则能食"，但脾的吸收功能不好，脾虚则肌肉削。所以一顿吃喝，酒肉穿肠过，白吃了，没有被自身吸收并转化为营养物质，自然胖不起来。

要了解患者的脾胃情况，就要对患者胃口情况进行询问。如果患者说不想吃饭、纳谷不香，那先要搞清楚是新病还是久病，最近有没有什么解不开的心结或遇到什么为难事而出现茶不思饭不想，先要排除肝气郁结的情志因素。另外，如果刚刚发烧或大病初愈也会胃口不好，这是机体集中能量对外抗邪的一种自我保护，慢慢就会恢复。如果食欲不振的时间很久了，那就要考虑脾胃本身或其他脏腑累及脾胃的原因。

中医里有个术语叫纳呆，严格来讲，食欲不振和纳呆不是一回事，但临床上很多人将其混在一起。纳呆，顾名思义就是在吃饭这个问题上反应不敏感，有些呆滞，即吃也可以，不吃也过得去，可吃可不吃。纳呆不一定是脾胃虚弱，反而实证多一些，是饮食停滞、肝胆湿热等邪实的一种表现。

还有就是厌食，这个对吃东西的态度倾向比较明确，就是看到食物就心生讨厌，甚至闻到一些气味就受不了。比如孕妇出现妊娠恶阻，因为胎气阻隔而出现对食物的一种厌弃。小孩子因喂养不当也容易出现厌食，小孩子前面跑，家长在后面追；一小碗饭吃下去比登天都难。还有一些年轻人，尤其是女性，为了减肥过度节食，结果减到最后出现厌食。

不管食欲不振还是厌食纳呆，都是摄入减少。有一种是摄入增加，比如消谷善饥，就是吃得多但也饿得快，一般讲这是胃火旺盛的表现。如果不仅消谷善饥，还容易拉稀便，甚至夹带一些没有完全消化的食物，那就是胃强脾弱的表现。可能大家都听过典型消渴病的"三多一少"，即多食、多饮、多尿，但消瘦，因为发现得早、治疗得早，现在"三多一少"出现的频率少很多了。如果有饥饿感，但吃了以后胃不舒服，所以又不敢吃，这叫饥不欲食，一般见于胃阴不足或蛔虫内扰。

一般伴随着食欲的恢复，食量就会增加，这是胃气恢复的表现。但这是个循序渐进的过程，原来不想吃、不能吃，经过调理之后慢慢想吃了，吃的量在渐渐增加。但这里有个情况要特别说明一下，如果一个病情危重的患者长期食欲不佳，突然间想吃东西了，而且食量大增，这往往是不好的信号，中医有个名称叫"除中"，"除"就是去掉，"中"就是胃气。"除中"是一种正不抵邪、胃气将绝、回光返照的表现。

有些因为地域水土问题会出现偏嗜食物的现象，比如山西人爱吃酸的，重庆人爱吃辣的，台湾人爱嚼槟榔等，形成了一种风俗习惯。但中医学也认为，过食或偏食某一种食物都能增气而致病，甜食吃多了伤骨，酸食吃多了伤胃，过食肥甘生痰湿，过食辛辣致火盛，所以物无美恶，过则为灾，要保持食物的均衡，尽量不偏食。还有一种特殊的嗜食异物的病理现象，有些小孩子喜欢吃一些不是食物的异物，比如吃墙灰、黄土等，多见于蛔虫病。也有观点认为是"脏气之偏"，希望通过异性之物来纠正生理之偏。

但凡饥饿时心中空虚，必欲速食者，多属中虚之证。其中感觉心里空、胃有下坠感者，为中气下陷；伴胃里空有心慌气短者，多属心脾两虚。但凡饿时空虚，欲速食，但食后又觉脘腹胀满者，属脾虚而气滞，乃虚实夹杂证。凡饿时空虚，少吃点觉得舒服，多吃几口又觉得胀满，甚至疼痛者，如同时脐上还伴有压痛，这时不是虚证，多为瘀血作祟。

肝气横逆者，往往知饥而能食，但食后胀满不舒；肝气郁结者，一般不知饥饿，不思饮食，面对满桌珍馐就是没有胃口。如果食后觉得食物总是停滞在中脘而难以下行，患者常说"吃了东西后好像就在胃那里搁着不往下走"，乃脾湿气壅。如果有饥饿感而不想吃，伴有心中嘈杂而口干舌燥，则多属胃阴不足；若伴腰酸腿软，多属肾阴亏损。如果想吃凉的，但吃后就不舒服，往往寒热错杂。一般饥饿时浑身无力，病情加重者为虚证。而有的人虽嘴里喊着饿得不行了，但能坚持数小时活动正常无碍者，多是实证。

🍂 **案情回放　刘渡舟医案**[①]

吴某，男，32岁。病为不能食，强食则胃脘胀满、呃逆连发不能控制，经常口咽发干，尤以睡醒之后为显。热象虽甚而大便反泄，中医认为脾虚不运，投以人参健脾丸不应。两胁胀满，夜寐每有"梦遗"。视其舌光红如锦而无苔、脉来弦细，辨为胃阴不足而肝气横逆之证，治当滋胃柔肝。刘渡舟用自拟的"滋胃柔肝汤"治之，处方：沙参15克，麦冬15克，玉竹10克，生地黄10克，枇杷叶6克，荷蒂6克，川楝子6克，白芍6克，佛手9克，郁金9克。连服15剂，其病告愈。

🦋 **问诊点睛**　本案之不能食、胃脘胀满、呃逆连发为胃阴不柔而肝胆气逆之所致。其辨证要点：一是口咽发干，睡眠后尤甚；二是舌光红如锦而无苔。吴鞠通云："舌绛而光，当濡胃阴。"胃阴虚，而肝不得柔，势必横逆乘侮，而使胃阴受伤。叶天士曾一针见血地指出："胃为阳土，以阴为用，木火亢制，都是胃汁之枯。"肝火内迫肠胃，灼阴迫液，则大便作泄；若下劫肾阴，相火煽动，精关不固，则病"梦遗"。综观全部脉证，总为胃阴虚，肝阳鸱盛为重点。治当养胃柔肝，即叶天士所说的"通补阳明以制厥阴"之法。用药只需甘平、凉润以养胃汁，酸甘化阴，佐以凉平而不香燥之味以疏肝解郁。方用沙参、麦冬、玉竹、生地黄以滋养胃阴，而制肝气之横；枇杷叶、荷蒂肃肺胃之气，以降呃逆；白芍柔肝养血，配伍川楝子、郁

---

① 陈明. 刘渡舟验案精选. 北京：学苑出版社，2007.

金、佛手以疏达肝气之郁。本方对胃则滋，对肝则疏，药在轻灵，别有洞天。服之能使胃阴得复而使厥阴风木不亢，肝胃之气调和则愈。

🕑 **经典读白**　问而知之者，问其所以欲五味以知其病所起所在也。（《难经·六十一难》）

通过问食欲和口味的情况，可辨知病因、病性及病位。食欲与食量之偏颇可别脾胃之强弱，口味喜恶及五味差异可辨脏腑之疾的性质及其病位，如口淡是为脾虚，口中泛酸多为肝胃蕴热，口苦则多见于热证等。

☯ 道在屎尿中，便便同事多

◈ 洗肠不可取

二便是文雅的说法，其实就是屎尿。先说一件事，现在社会上流行一种"洗肠疗法"，号称可以达到减肥美容、排毒养颜的效果。据说，英国王妃戴安娜曾经每年花费在洗肠方面的费用不菲。也有传言宋美龄受了一位摩门教徒的启发醉心于洗肠。我们说，无缘无故的洗肠是不可取的。可能很多人认为大肠是粪便的通道，堆满了粪便以及毒素，比较肮脏，洗洗搓搓不就更健康吗？据说在日本还发明有一种药物，吃下去之后会让本来臭臭的大便变得没味道，如此等等。其实这都是有违自然之道的不智之举。肠道里有100多种细菌，如果滥用抗生素或洗肠之类真的把它们全部干掉，是非常伤肾精的一种行为，你知道是什么后果——就是吃什么拉什么！粪便并非一无是处，用动物粪便举个例子，中医使用很多药物都是动物的粪便。比如，蚕沙是蚕宝宝拉的屎，五灵脂是寒号鸟的粪便，而夜明砂则是蝙蝠类动物的干燥粪便等。像中药中的人中白、人中黄都是古时良药，这离不开人之屎尿的功劳。

古时受杀威棒之刑罚后，如果能喝两碗童子尿，随着尿血的出现，身体里边那些瘀血就通过小便排出体外，童子尿就是起到活血化瘀的作用。反之，受刑重而瘀血不化反而可能会因进一步的化脓感染丢了性命，这与现代医学专门从尿中提取出一种尿激酶用来抗血栓有异曲同工之理。而粪便之臭用来解尸毒亦有记载。

庄子云："道在屎尿中。"其实就是告诫大家，大小便是何等重要。当然，我们现在很少用二便来直接治病，但二便的正常与否直接反映着大肠膀胱的功能是否正常，进而判别身体是否健康。《黄帝内经》说得很清楚："大肠者，传导之官，变化出焉。"大肠是个炼精化气的场所，吃进去的食物首先经过小肠的泌别清浊，属于"清"的那部分吸收入体，而"浊"的部分则进入到大肠。按理说经过小肠的分类处理而应该直接将废料排出去就行了，为什么大肠又从盲肠开始，升结肠、横结肠、降结肠千回百转一路到直肠、肛门，走了条长长的"几"字形才结束？那是因为大肠也是帮助肾脏生精化气、炼精化气的这么一个重要角色，只不过原料是那些不受待见的"糟粕"。平时我们只关注了"金生水"的高高在上的肺金，容易忽视这个"蓬头垢面"的质朴角色。把那些看似"糟粕"之物留在大肠里进行发酵处理，腐化得好会精充血足，腐化得不好，化不成自身的东西可能就会生瘤变癌。

大肠这种传导化物的过程就是借助肠道里的微生物来完成的，利用自然赋予的这群"小伙伴儿"，帮助发酵过程中去化一些食物，那可是事半功倍的效果，可大大节省肾精的消耗。有的人不得已把大肠切了，大肠的功能只能依靠小肠来完成，而小肠里面的那些胰液、胆汁等都是自身分泌的酶，去化这些额外的东西，那完全就是依靠自身那点儿肾精去干这个事儿。所以，大肠功能好、排便痛快的人是精足神旺的。如果二便不通，本该排泄的废物在体内潴留太久，浊邪上犯，轻则腹胀、口臭，重则发热神昏。长年哮喘不愈、中风神昏之人，通通大便，原有的病情就可能会得到缓解。反之二便过于通利，出现腹泻、尿频等现象，必须及时处理，防止精微物质丢失过多。当然如何通利、如何固摄都需要仔细辨证，见到便秘就用番泻叶，见到腹泻就固涩止泻的做法不可取，要防止犯虚虚实实之戒。

可见问二便很重要，既可了解脏腑的虚实（涉及水道和谷道的新陈代谢，也就是西医讲的泌尿系统和消化系统两大系统是否运作正常），又可指导用药的轻重。整个消化功能、水液代谢和气化功能是否正常，都会从大小便上直观又真实地表现出来。现在临床上都有大小便和血液三大常规检查，但检查归检查，问诊还是不能少。那么到底在具体问二便的过程中要问什么，它们能给我们提供哪些有用信息呢？

❀ 便便的同事

一般正常人大便一天一次，也有一天两次或两天一次的。大便通畅成形和不干燥是它的特点，没有脓血、黏液和不消化的食物是正常情况，它的异常就是便次、便质和排便感发生了改变，我们结合在一起讨论。

一说起便秘大家都知道，就是大便干结难解，很多便秘的患者怕上厕所，蹲在卫生间努足了劲、憋红了脸，这种感觉实在太难受。常见原因就是饮食习惯不好，吃得太热气，长此以往造成了胃肠积热。比如经常爱吃烧烤、煎炸、麻辣、膨化食物的人容易得便秘，这股子蓄积的邪火在体内将人体的津液不断煎熬，不仅肠干便秘还会口舌生疮或脸上冒痘。当然，除了胃肠的积热，其他脏腑的积热也会导致便秘。除了热还有寒、虚、积等其他因素，阳虚寒秘的患者往往伴有面白怕冷等全身虚寒的症状。虚秘的患者往往见于老年人，产后失血的产妇也可见到，就像河道里水少船舶难以行驶一样，因为气血阴津的虚亏，造成肠道失去濡润而大便不爽。此外肠道肿块积聚的压迫、阻塞也会导致大便的秘结，常常伴有大便形状的改变。有些人做了肛肠部位的手术后因为怕伤口疼痛不敢解大便，时间一久也会便秘。久病卧床的患者，当然也会出现便秘。

便秘的另一个极端就是泄泻了。这两个字有什么区别呢？徐文兵在《字里藏医》中认为泄是泄的无形之物，而泻是泻有形之物。不管是哪种情况，都代表着大便稀而次数多。一般突然的腹泻往往是实证，长期的腹泻往往是虚证，这是个大原则。导致泄泻的原因有很多，比如感受风寒湿热疫毒之邪，或者吃了不干净的食物引起伤食泻。有的人一到考试的时候就反复上厕所拉肚子，就好像是条件反射一样，这就是典型的肝气犯脾引起的腹泻，生活中类似情况并不少见。有些久病之人脾肾阳虚，中阳不足命门火衰，会出现下利清谷或者五更泄，就是天不亮就往厕所跑，忍都忍不住。阳虚至极就像小火熬粥，火不旺则水冷米不熟，所以很多人在泄泻的同时，还会出现火不暖土和完谷不化，就是吃什么拉什么，玉米粒怎么吃进去又怎么拉出来。当然如果看到好吃的拼命吃，结果食积了，拉出来一些脾胃还没来得及消化掉的一些东西，不应该称作完谷不化。

碰到一个泄泻患者，要判断病因还要问其伴随症状，比如有没有口渴、肛门有没有灼热感、有没有里急后重感或排便有没有拉不干净不爽快的感觉。问口渴是了解津液的情况。肛门灼热感最常见的原因就是肠道湿热、热迫大肠。里急后重最典型的见于痢疾，就是肚子很痛不能忍受，马上往厕所跑可是如厕后肛门重坠又拉不出来，就这样来回折腾。排便不爽是指拉完后总是有些"意犹未尽"没拉干净的感觉，这种黏腻不爽的感觉就是判断湿热的重要指征。换句话说，如果一个人去厕所时总拿着份报纸去，不用说他的大便肯定是不痛快的，而且湿热的患者便后厕所不容易冲干净。

有些人是便秘与泄泻交替出现，大便有时候干燥，有时候溏薄。有些人一段时间不解大便，吃了泻药后又开始腹泻了，但之后又出现便秘，这是一种情况。还有一种情况是开始解出的大便也就是大便头是干燥的不容易解，而后半截是稀的。前一种情况多数属于肝脾不调，后一种先干后溏的情况多见于脾虚。总之，这种溏结不调的情况离不开肝脾这两兄弟。

除了大便本身的次数和便质的改变之外，还要留意大便有无带血。大家一看到便中带血就会变得格外紧张，一种情况是大便时看到有血从肛门滴出来，甚至拉出来的纯粹是鲜红血液，一般考虑出血的部位位于肛门附近，比如痔疮、肛裂、息肉等。另一种情况是血液掺到其中解出棕黑色大便，人称柏油便。因为出血的部位离肛门相对较远，一般在小肠以上，比如胃或食管出血，没有呕出来的血液会一路这么下来，经过长途跋涉，颜色已经变暗红或紫黑色了。前者属近血，后者属远血。原因有很多，脾不统血、气滞血瘀、胃肠湿热都有可能。如果是脓血便，最常见的是痢疾还有肠癌。痢疾还相对好办，中医认为是湿热疫毒之邪损伤络脉所致。如果是肠癌就比较棘手，尤其现在肠道疾病越来越多，

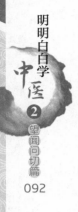

肠癌的病发率有逐年升高的趋势，必须引起警示，所以早发现、早治疗很关键。

这里需要说明一点，不可将多日解一次大便、但大便性状正常且无任何排便不适者视为便秘。凡大便清稀、肛门不热者为寒，凡大便黄黏、肛门灼热者为热。凡便后腹部及全身舒适，不论大便性状如何，均属实证；便后全身更加倦怠乏力，甚至心悸气短，则属虚证。凡肝气横逆而脾不虚者，多见便溏而便前腹痛，便后腹痛减而不除，且有大便不畅不净之感；如脾已虚，则虽便溏亦便前腹痛，但便后腹痛却可消失而大便反觉顺畅已净。之所以表现不同，是前者脾不虚尚能抵抗，而后者脾已虚无抵抗之力了。

还有一个问题需要提出讨论的是鸡鸣泄、五更泄、晨泄是不是一回事？现在一般文献包括中医内科学教材直接将这些黎明泄泻与肾阳虚衰画上了等号，而且统以四神丸治之。但其实临床上验证后不难发现，很多时候按此辨证用方是无效的，是哪里出了问题？其实还是辨证上出了偏差。作为病名来讲，"鸡鸣"指的是时段[①]。如《素问·金匮真言论》有"合夜至鸡鸣""鸡鸣至平旦"之说，文中平旦、合夜、鸡鸣很明显是代表时段的。再者《左传》杜预注，十二分计时法分别是：夜半、鸡鸣、平旦、日出、食时、隅中、日中、日昳、晡时、日入、黄昏、人定。既然证明了"鸡鸣"是时段，那么又和泄泻是什么关系？这里面涉及十二分计时法、十二地支计时法（子丑寅卯辰巳午未申酉戌亥）、五分更点计时法（一更、二更、三更、四更、五更）以及现今二十四时计时法。它们之间的对应关系是：夜半称子时，相当于23时至凌晨1时，即三更，对应脏腑肝。根据时辰的归属，若鸡鸣（1—3时）这个时段泄泻，辨证时应当突出肝。清代名医张聿青就说过："肾泄又名晨泄，每至黎明辄暴迫而注下是也。然肝病亦有至晨而泄，以寅卯属木，木气旺时，辄乘土位也。"这里张氏所言的"肾泄又名晨泄"先不论正确与否，有待进一步商榷，但其提出肝病可致晨泄很有见地。木旺乘脾之泄泻，肝脾失调，湿热内蕴肠腑，治宜疏肝运脾。若不加辨证一见晨泄，即妄以补肾为治，投以温涩之品，安能取效？五更即寅时，相当于3—

① 孙继芬. 黄河医话. 北京：北京科学技术出版社，1996.

5时，在脏腑属肺。若此时段泄泻，辨证论治突出肺。而肺与大肠相表里，肺气不固，致使大肠传导失司，治宜益气补肺，固涩肠道。晨泄之晨，是指从天亮到9时的一段时间；有时也泛指从午夜12时以后到翌日中午12时以前的一段时间。7—9时相当于辰时，在脏腑属胃，若此时段泄泻，辨证论治当突出脾胃。脾胃虚弱，腐熟不力，运化无权，食湿互结，下注大肠，或脾阳不振，中气下陷，兼饮食停滞，皆可致泄，治宜健脾益气，和胃导滞，升提止泻，方用参苓白术散、理中汤、附子理中汤之类。至于肾阳虚衰泄泻，要重视时辰但也不能僵化，关键还是要看症状。若泄泻，腹部作痛，肠鸣即泻，泻后则安，形寒肢冷，腰膝酸软，舌淡苔白，脉沉细，一派命门火衰症状，即使泄泻不是在早晨或半夜，治法还是要温肾健脾，固涩止泻，方药首推四神丸。所以贵在辨证，鸡鸣泄、五更泄、晨泄、肾阳虚衰泄不能混为一谈，要重视时辰的变化，但也不能完全拘于时辰所限，知常达变，方能辨证不误。大便异常的症状及病机总结如下，详见表4-7。

表4-7　大便异常的症状及病机

类　型		症状表现	病　机
便次异常	便秘	大便燥结，排便时间延长，便次减少，或时间虽不延长但排便困难	实证：胃肠积热或腹内结块阻结等
			虚证：气血阴津亏损或阳虚寒凝等
	泄泻	大便次数增多，粪质稀薄不成形，甚至呈水样	实证：外感风寒湿热疫毒之邪，或饮食所伤，食物中毒，痨虫或寄生虫积于肠道，或情志失调，肝气郁滞
			虚证：久病脾肾阳气亏虚
便质异常	完谷不化	大便中含有较多未消化食物	实证：新起者多为食滞胃肠
			虚证：病久体弱者见之，多属脾虚、肾虚

（续表）

类 型		症状表现	病 机
便质异常	溏结不调	大便时干时稀	肝郁脾虚，肝脾不调
	脓血便	大便中含有脓血黏液	湿热蕴结，灼伤肠络
	便血	血自肛门排出，包括血随便出，或便黑如柏油状，或单纯下血	实证：胃肠积热、湿热蕴结、气血瘀滞等
			虚证：多因脾胃虚弱，气不统血
排便感异常	肛门灼热	排便时自觉肛门灼热	大肠湿热，或热结旁流，热迫直肠
	里急后重	便前腹痛，急迫欲便，便时窘迫不畅，肛门重坠，便意频数	湿热内阻，肠道气滞

尿尿的同事

　　正常的小便一般是色清淡黄不混浊，尿量和尿次若受到温度、饮水的影响而会有变化，排尿前后无不适感。小便的异常出现在尿次、尿量以及排尿感觉的异常上。次数异常就是多与少的区别，次数多叫小便频数，这里有虚实之分。实证是新起急发，迫切要解小便，同时伴有尿道涩痛甚至尿中带血，中医称为淋病，多为膀胱湿热或者结石瘀血所致。要特别强调一点，这里的淋病和西医的淋病完全是两个概念，中医的淋病主要是解小便时淋漓不尽的感觉，与现代医学的尿路感染、尿路结石类似，包括尿路刺激征等症状。西医所讲的淋病是指由淋球菌所引起的尿道与生殖道黏膜炎症，是由不洁性交或其他途径引起的传播性性病。所以二者完全是两类不同的疾病，不可混为一谈。体质虚弱的人也会出现小便频数，甚至一咳嗽就小便溢出，多是肾气不固、膀胱失约的表现。当然，也有人一紧张就往厕所跑，多是心理因素。尿频主要指的是次数增加，尿量不一定增加，如果是尿量增加，小便清长，多是虚寒证的表现。消渴病里的"三消"多饮、多食、多尿，其中一种表现就是小便多。临床上还有一种尿崩症，就是不能控制尿，西医认为是脑垂体出现了问题，中医认为是肾气不固，掌握水液阀门开合的功能出了问题。

正常小便是色清不浊，如果变浑浊甚至像淘米水那样浑浊不清，或者如脂膏一样滑腻的感觉，说明两种情况：一种是脾肾亏虚，不能化生吸收精微物质，造成营养物质的流失；另一种是湿热下注，影响到肾的气化和小便的排泄。

小便量如果不多，从生理的角度上讲原因有很多，天气热出汗多，上吐下泻，津液从其他途径丢失了，小便量自然会相应减少。正所谓津血同源、汗水同源，总量相对固定的情况下，彼此之间互相影响，你多我少，此消彼长。如果总量减少，小便的化源不足，比如沙漠地带或干旱缺水的地带，没有水喝，摄入量减少化生不足，小便量自然减少。除去外因，心、脾、肺、肾等脏器功能失常，影响了水液的气化输布也会出现小便量少。严重者会出现小便点滴而出甚至解不出来，中医称之为"癃闭"。点滴而出称之为"癃"，点滴不出称之为"闭"。后者比前者严重，因为一点都尿不出，所以腹部胀痛难受。出现癃闭的原因有很多，湿热、湿毒、瘀血、败精等阻塞淤积尿路都可能出现小便不通。比如男性年老体虚之后出现的前列腺肥大，中医称之为"精癃"，滴滴答答解不完，总有尿不尽的感觉。另外，肾司开合主二便，肾气虚肾阳不足，开关门都会出现问题，关不住门会小便多，打不开门就会尿不出。临床往往是虚实夹杂者多见，正气虚弱，邪气更容易留驻。有这样一句话："曾经逆风尿三丈，如今顺风尿湿鞋。"说的就是这种肾气虚出现的证候。

如尿量已减，尿转深黄，在外感病则为疾病由表入里之象，在杂病则示平素体内蕴藏虚热，排尿时尿道会有灼热感。夜尿频而量较多，多属肾虚，这个很多人都知道；而有的人站在马桶旁边酝酿很久才尿出来而且尿不净，多见于肝气疏泄不利者。有的人很容易口渴，喝了就尿，尿了又渴，则多属三焦气化失常，此症多发于白天，不能先入为主而把它视作"消渴"，有的人年纪轻轻出现这种情况，一旦施以通阳化水之方，病可自愈。小便异常的症状及病机总结如下，详见表4-8。

表4-8　小便异常的症状及病机

类　型		临床表现	病　机
尿次异常	频数	排尿次数增多，时欲小便	实证：湿热蕴结膀胱，热迫气滞
			虚证：肾阳虚或肾气不固
	癃闭	小便不畅，点滴而出为癃；小便不通，点滴不出为闭，合称癃闭	实证：瘀血、结石或湿热阻滞
			虚证：久病或年老气虚、阳虚
尿量异常	尿量增多	尿次、尿量皆明显超过正常量次	虚证：阳虚不能蒸化水液
			虚实夹杂：燥热阴虚，肾阳偏亢
	尿量减少	尿次、尿量皆明显少于正常量次	实证：尿路损伤、阻塞
			虚证：小便化源不足（热盛伤津、腹泻伤津）或水液内停（心阳衰竭及脾、肺、肾功能失常）
排尿感异常	尿道涩痛	排尿时自觉尿道灼热疼痛，小便涩滞不畅	实证：湿热内蕴、结石或瘀血阻塞、肝郁气滞
			虚证：阴虚火旺，中气下陷
	余溺不尽	小便之后仍有余溺点滴不净	实证：湿热阻滞
			虚证：病久体弱，肾阳亏虚，肾气不固
	小便失禁	小便不能随意控制而自行溢出	实证：湿热瘀血阻滞
			虚证：肾气亏虚，脾虚气陷及膀胱虚寒，不能约摄尿液所致
	遗尿	指成人或3岁以上小儿于睡眠中经常不自主地排尿	实证：肝经湿热，下迫膀胱
			虚证：禀赋不足，肾气亏虚，或脾虚气陷及膀胱虚寒

某小儿，女，3个月大，先天胆道闭锁做了手术后黄疸发热不退，在医院期间用了多种抗生素无效，中医曾使用茵陈蒿汤和茵栀黄颗粒后病情不见好转。刻诊察看面部和巩膜及腹部，面黄深染，腹大如鼓，身烫如炙。问及大小便，答曰：大小便均利。辨为肝胆血瘀发热，遂以血府逐瘀汤合小柴胡汤治之。处方：桃仁6克，红花3克，当归5克，赤芍10克，生地黄10克，桔梗3克，柴胡15克，枳壳6克，怀牛膝5克，生甘草3克，黄芩6克，清半夏5克，党参10克，生姜3片，大枣3枚，丹参6克，生大黄2克。3天后热退，效不更方，继服15天黄疸明显消退，2个月后胆红素基本正常。

🌿 问诊点睛　此案之前治疗无效，关键是问诊中没有对症状做出鉴别诊断。很多医生遇到肝胆病中的黄疸，常规性地想到茵陈蒿汤或茵陈五苓散，如果不详加辨析，自然疗效参半。黄疸一症临床不仅有湿热寒湿病因，还有瘀血。仅就此案例来说，就湿热和瘀血的鉴别诊断中，问小便的情况显得尤为重要。小便不利说明有湿热，清热利湿即可，用茵陈蒿汤和茵陈五苓散；小便利则说明不在湿热，而在瘀热，可用茵陈蒿汤合血府逐瘀汤等治疗。《河间六书》云："小便不利者，湿热发黄之证也。小便自利，瘀血证。"《伤寒类证活人书》中明示："发黄与瘀血，外证及脉均相似，但小便不利为湿热，小便自利为瘀血。"可见小便不利与自利是鉴别湿热发黄与血瘀发黄的辨证重点。

🌿 经典读白　治水者，必须治气；治肾者，必须治肺。（《景岳全书·遗溺》）

水即小水，此处指小便不禁，多见于老年人、妇女及病后。一般病势缠绵，虚寒居多，古人多用温补固涩之法。但固涩之法非治本之法。肺为水之上源，肾为主水之脏，治小便离不开此二脏。肺主气，主通调水道，肺气肃降方可使水液化生小便，肾之气化也须借助肺气

① 李中文，王幸福. 杏林求真. 北京：人民军医出版社，2014.

之肃降来协调完成。张景岳说过："小水虽利于肾而上连于肺，肺气无权则肾水终不能摄。"故治小便不禁，要特别重视治气，治肾同时也不要忘了治肺，正所谓金水相生，肺气充，则肾能为之开阖有度，膀胱亦能制约有度。

☯ 煎熬不眠夜，起睡有门道

睡眠是人的基本生理要求，人的一生中约有1/3的时间在睡眠中度过。睡眠是人体自我修复的必要过程，良好的睡眠可以使人头脑清醒、反应敏捷、精力充沛。在紧张的劳作之后，人们通过睡眠消除疲劳、恢复体力、焕发生机。司空曙的"钓罢归来不系船，江村月落正堪眠"，冯延巳的"酒阑睡觉天香暖，绣户慵开"，白居易的"卧迟灯灭后，睡美雨声中"，姜夔的"人生难得秋前雨，乞我虚堂自在眠"，诸葛亮的"大梦谁先觉，平生我自知，草堂春睡足，窗外日迟迟"，描述的都是古人睡眠酣畅的情境。

可如今生活好了，睡觉却不踏实了。据世界卫生组织调查，在世界范围内约1/3的人有睡眠障碍，我国有各类睡眠障碍的人更是高达38.2%，高于世界27%的比例。目前已明确属于与睡眠障碍相关的疾病多达80余种。毛泽东《虞美人·枕上》的"堆来枕上愁何状，江海翻波浪。夜长天色总难明，寂寞披衣起坐数寒星"，关汉卿的《大德歌·秋》"风飘飘，雨潇潇，便做陈抟睡不着，懊恼伤怀抱，扑簌簌泪点抛"，均是对因思念或愁绪辗转难眠的写照。

古时医家已经充分认识到睡眠对于养生的重要性。战国时名医文挚对齐威王说："我的养生之道把睡眠放在头等位置，人和动物只有睡眠才能生长，睡眠帮助脾胃消化食物。所以睡眠是养生的第一大补，人一个晚上不睡觉，其损失一百天也难以恢复。"清代医家李渔曾指出："养生之诀，当以睡眠居先。睡能还精，睡能养气，睡能健脾益胃，睡能坚骨强筋。"老百姓有句话："药补不如食补，食补不如觉补。"人要顺应天时，符合自然规律，日出而作、日落而息，正所谓早睡早起才能身体好。而如今夜猫子越来越多，同时睁着眼睛到天亮即失眠的人也越来越多，这其实是个恶性循环。

不妨观察一下小孩子，尤其是婴儿，他们在睡着了之后都有一个整齐划一的姿势，那就是两只小手弯曲着向上做投降状，其实这是心经打开后最放松的一种睡姿。很多人过子时（23时至凌晨1时）不睡，长时间就会耗胆气、伤肝血。胆气虚的人易多疑、抑郁、焦虑，长期睡眠不好甚至会滋生厌世情绪。

问睡眠就要问睡眠时间的长短、入睡的难易程度、做梦情况等。最常见的睡眠失常就是失眠，中医又称为不寐。表现形式多种多样，有的不容易入睡，或者睡了容易早醒，醒后再难入睡，或者睡不踏实，常常噩梦纷纭等。

我们仔细分析一下，如果肝血不足，肝的储藏和调节血液的功能受损，魂无法得到充分的滋养，在体内就会四处游荡，睡眠不仅浅而且做梦多。如果是入睡困难，则要考虑思虑过度，或者心情抑郁、心火亢盛、热扰心神的因素。老年人的睡眠障碍往往是早醒后无法继续入睡，多与年老肾精亏损有关。如果吃得太饱，胃不和则卧不安，自然也会睡不着。总之，失眠原因可因虚可因实。虚者包括了营血亏虚、心神气虚、心肾不交、阴虚火旺等原因，实者可因痰火内扰、饮食停滞，也可因忧虑烦恼、精神压力出现辗转反侧、彻夜未眠的情形。很多人都有这样的经历，遇到一件棘手的事情时会搅得人思绪烦乱，满脑子像跑火车一样安静不下来，事情一解决立马睡如初。当然临床表现往往比较复杂，而且还有虚中夹实、夹痰夹瘀的情况，失眠总体来看还是心神出现了问题，临症当细辨。

睡不着是病，睡得多也是有问题的。正所谓物无美恶，过则为灾。如果一个人时时刻刻睡意浓浓，有事没事就想睡觉，哈欠连连，精神也不好，中医称之为嗜睡，多数是痰湿中阻、清阳不升的表现。特别是虚胖的人经常吃了饭往椅子上一靠，头一歪，流着哈喇子呼噜声就此起彼伏了。虚胖的人本身就属于痰湿体质，较一般人更容易困乏嗜睡。心肾阳虚导致心神失养的人会出现嗜睡。大病初愈后因为身体虚弱，神气还没有完全恢复的情况下也容易想睡觉。还有一种特殊的病叫多眠症，在吃饭的时候就容易入睡，这是一种特殊的病，这里就不重点介绍。但嗜睡和昏睡要鉴别一下，看上去二者相近其实完全不是一回事，昏睡是痰湿已经蒙蔽清窍出现了意识不清楚，比嗜睡严重多了，是昏迷的前兆。

临床上失眠患者非常多见，所以问睡眠状况非常重要，有的人经过治疗睡眠后，其他症状随之好转。杂病中凡饮食、睡眠正常者，病情单纯，治疗起来相对较易。反之，不太好治。"阳入于阴则寐"，凡难入睡者，多在邪阻或邪扰，治法上或清热、化痰、消食、解郁、祛瘀。睡后易醒，时睡时醒，醒后再难入睡，则有实有虚。实者如上述，虚者可因阴虚火旺、心脾两虚、肝血不足等而彻夜不眠、睁着眼睛到天亮的，则以阴虚火旺者居多。早醒则多见于心脾两虚或肝血不足。睡眠不实，时睡时醒，伴头晕胀而腿酸软者，多属肝阳上亢，肝魂被扰；如伴悲愁纳呆，则属肝郁不舒，肝魂失养。睡眠多乱梦纷纭，多属痰阻，兼心烦者，属痰热。常因噩梦惊醒，则属心胆气虚。但凡病后正常睡眠后可明显减轻，多属虚证；若是正常睡眠但病情不减，或周身困乏，醒来活动后反觉轻松者，则或因湿阻、气滞、血瘀，皆属实证。睡眠异常的症状及病机总结如下，详见表4-9。

表4-9　睡眠异常的症状及病机

类型	症 状 表 现	病　机
失眠	患者经常不易入睡，或睡而易醒，难以复睡，或时时惊醒，睡不安宁，甚至彻夜不眠	心肾不交——心烦不寐
		心脾两虚——心悸难寐
		胆郁痰扰——惊悸易醒
		食滞胃脘——腹胀不寐
嗜睡	患者精神疲倦，睡意很浓，经常不自主地入睡的症状	痰湿困脾——困倦嗜睡，肢体困重
		脾气亏虚——饭后嗜睡，神疲食少
		阳气亏虚——疲惫嗜睡，畏寒肢冷

李某，男，49岁。患失眠已两年，西医按神经衰弱治疗，曾服多种镇静安眠药物，收效不显。自诉入夜则心烦神乱，辗转反侧，不能成寐。烦甚时必须立即跑到空旷无人之地大声喊叫，方觉舒畅。询问其病由，素喜深夜工作，疲劳至极时，为提神醒脑起见，常饮浓厚咖啡，习惯成自然，致入夜则精神兴奋不能成寐，昼则头目昏沉，萎靡不振。视其舌光红无苔，舌尖宛如草莓之状红艳，格外醒目，切其脉弦细而数。脉证合参，此乃火旺水亏、心肾不交所致。治法当以下滋肾水，上清心火，令其坎离交济，心肾交通。处方：黄连12克，黄芩6克，阿胶10克（烊化），白芍12克，鸡子黄2枚。此方服至3剂，便能安然入睡，心神烦乱不发，续服3剂，不寐之疾从此而愈。

🦋 **问诊点睛**　失眠，《黄帝内经》谓之"不寐""不得卧"。成因有痰火上扰者，有营卫阴阳不调者，有心脾气血两虚者，有心肾水火不交者。本案至夜则心神烦乱，难以入寐，乃心火不下交于肾而独炎于上。陈士铎《辨证录》云："夜不能寐者，乃心不交于肾也……心原属火，过于热则火炎于上而不能下交于肾。"思虑过度，暗耗心阴，致使心火翕然而动，不能下交于肾，阳用过极，则肾水难以上济于心。又饮咖啡，助火伤阴，使火愈亢，阴愈亏。观其舌尖赤如草莓，舌光红无苔，脉细而数，一派火盛水亏之象，辨为心肾不交之证。治当滋其肾水，降其心火。故用黄连阿胶汤以滋阴降火，交通心肾，体现了《难经》所谓"泻南补北"的精神。

🦋 **经典读白**　心气盛，则梦善笑，恐畏。（《灵枢·淫邪发梦》）

心为君主之官，心主神明，七情之动，心先应之。心气以和为顺，若受邪气干扰或侵犯扰乱心神，神有余则笑不休，心不藏神就会多梦易惊。

---

① 陈明. 刘渡舟验案精选. 北京：学苑出版社，2007.

☯ 玄府有开阖，出入阴阳辨

曾经看到过一篇报道，说的是一个中年瘦弱女性用蒸桑拿的方法出汗排毒，结果两次晕厥。还有的人试图通过出汗来达到减肥的目的，其实都是荒诞之举，在这里有必要对汗出来个真情大揭露。什么是汗？用中医《素问·阴阳别论》上的话讲："阳加于阴谓之汗。"阳气在这里发挥着两个功能：一是像烧开水一样，提供一种热能量，蒸化津液；二是提供一种动力打开孔窍，由里到外，蒸腾而出。而阴就是津液，汗的物质基础。其实现在大都市的人越来越不会出汗了，怎么讲？整天关在空调房里，用一种人造寒邪来强行关闭毛孔，表面上感觉舒服了，身上凉快干爽没有黏腻感，其实是人为地关闭了大自然赐予人体的自身排毒代谢通道。

出汗是临床常见症状，临证问诊时首先要辨明是生理性还是病理性的。一般生理性的汗出包括散热性出汗，比如天热了就会出汗，这是正常现象，不出汗反而会很难受；另外还有精神性出汗，我们平时可能都有过类似经历，当遇事高度紧张或受到惊吓时，会一下子出一身汗或局部出汗增多，这都是正常现象。从病理的角度来讲，在疾病中出汗就是给邪以出路。一个高热无汗的患者正确使用发汗药常常一汗而解，脉静身凉。西医总是强调细菌、病毒，但如果在汗液中去寻找细菌、病毒以证明邪有出路那就搞笑了，中医的邪气和细菌、病毒根本扯不上什么关系。但一个外邪侵袭肌表的表实证，正气要驱邪外出，一定要通过出汗，而且是微微汗出效果最好。切忌大汗淋漓像洗了澡一样，不仅不能除病，而且容易伤津耗气发生变证。所以中医称发汗叫"开鬼门"是很形象的，因为汗孔细微，肉眼不见，所以称之鬼门如幻无形。有些肾功能不好的患者，也可以通过汗出来达到消除肿胀的目的。正常的汗出是体内气机通畅、阴阳调和的表现。一般运动过后、天气炎热、食用辛辣食物以及情绪紧张激动时，都可能会汗出，属于正常的生理现象。但如果是常态下的异常，像当汗出而不汗出、不应汗出而汗出，更甚者某些局部的特殊汗出，那就要深入探究了。

一个人是否容易出汗，也和生活的地域、气候以及体质有关。长时间待在低温高寒地带的人，皮肤腠理相对致密不容易汗出，就像一锅冷水，火力不足，冷水不会变成水蒸气蒸腾而出；而待在高温地带的人就不同了，《西游记》里唐僧师徒火焰山一难，身处烈焰的炙烤，不论是神仙还是普通人都会大汗淋漓。有些人在南方待久了，皮肤腠理会变得疏松，自然比在北方相对凉的地方容易汗出，这是生理状态。那么一个人如果生病，对汗出与否、出汗的部位、时间的询问会带来很多有意义的诊疗信息，可以判定邪气的性质、阴阳的盛衰以及预后。

　　比如临床上感冒发热的患者比较多，对于一个表证的患者，一般除了恶寒发热、头痛身痛、脉浮这一类的临床表现外，都要问问："出不出汗？"因为很多患者只要不是汗出明显，一般不会把汗出与否当成是病理状况的反映而主动去叙说，但其对于病邪的判断其实非常重要。如果基本不出汗，那一般风寒表实证居多。因为在风、寒、暑、湿、燥、火这六大致病邪气里，寒主收引，只有寒邪会导致毛孔闭合。这个大家都有体会，夏天待在空调房里，是基本不会出汗的。而风邪、暑邪、热邪属于阳邪，在阳邪的鼓噪下迫津外出，汗液随之蒸腾外出，而且这几种邪气既可以单一致病也可能扎堆出现，比如风热、暑热等。湿邪黏滞，一般不出汗，但往往湿邪喜欢与热邪凑在一起，湿热蒸腾也会汗出，但这种汗出往往是黏腻、汗出不爽的感觉。燥邪致病，少汗或无汗。所以，从汗出与否可以简单地对外感六淫之邪的致病来做个判断。

　　如果没有表证而主要症状是里证呢？那又可通过问汗出了解机体内部阴阳盛衰的情况。一个里证的患者，不论是哪个脏腑的问题，如果基本不出汗或很少出汗，一般要考虑两种情况：一种是津血亏虚，正所谓汗血同源，缺乏物质基础，汗液就会化生无源；另一种情况就是阳气亏虚，阳气不足，不能起到蒸腾化生的作用。反之，如果出汗多，还要结合临床其他症状进行判断：一是里实热证，除了汗出，还有口渴、脉洪等里热明显的表现。二是里虚证，这里又分两种情况：一种是阴虚内热，比如盗汗。说起盗汗，这个词语用得实在太形象了。既然叫盗汗，言外之意就是偷偷摸摸出汗。有人说盗汗是夜间出汗，白天不出汗，其实不完全对。盗汗就是睡着了出汗，一醒就汗止。什么道理？卫气日行于阳，夜行于阴。人醒着的时候，卫阳像士兵一样在人体肌表站岗放哨；人睡着后，卫阳也偷懒了，也跑到人体内了。所以睡着后不自觉地怕冷，总要盖一件衣服或被子，就是因为这个卫阳溜到人体里了。阴虚的人本来阴不足对阳管制不力，阳气就相对偏亢，阳热就偏多一些，这时又多了一个潜伏进来的卫阳，内热增加与卫表失固的结果就是津液受到内热蒸腾，通过不设防的卫表化汗而出。如果醒了，卫阳就像接到指令般立马重新回到岗位，卫阳出表，内热得到减轻，肌表得到阳气的固密，出汗即止。另一种是阳气亏虚，一虚毛孔就关不严实了，这叫卫表不固，也会汗出。更甚者，出现四肢厥冷，汗出如油，淋漓不断，那往往是亡阳的重症，预后不良。

所以没有出汗恶风寒的表证患者，在用药上可以适当加大解表的药，微微汗出，可能就病随汗解了。而已经出汗的外感患者，在用药上就要考虑到不能峻药发汗，要注意保护津液，否则会带来变证，加重病情，所以对于汗出与否的问诊会直接指导临床用药，意义非同小可。

还有一种战汗，这里也特别说明一下。战汗是指病情本身比较深重，先出现恶寒战栗甚至颤抖而后汗出，与一般病情轻浅的外感表证不同。任何时候都不能忽略机体天生有一种朝着自愈方向奋力抗争的倾向和能力。战汗是邪气伏藏体内，正气不甘示弱、奋力驱邪，动员全部正气一鼓作气与邪气抗争。因为抽调了包括体表的大部分阳气，所以体表的阳气减少会因此感到恶寒。能否驱邪外出就要观察接下来的汗出情况，要慢慢观察。如果出汗之后，尽管仍显虚弱，但总体情况有所好转，神清烧退，这就是邪去正安的表现。反之，如果出汗后情况反而变差了，邪盛正虚，高烧不退或神志不清甚至躁扰不宁，脉搏疾数，那说明不仅没有驱敌外出，而且最后积攒起来的阳气、津液也消耗尽了，属正不胜邪、病情恶化。

在病情危重的情况下大量汗出者为"绝汗"，又称"脱汗"，往往见于亡阴亡阳的证候。若汗出如油，热而黏手，同时兼见高热烦渴、脉细疾数之症，属亡阴之汗；若汗出淋漓，清稀而冷，同时伴有身凉肢厥、脉微欲绝之症，则属亡阳之汗。

自汗、盗汗、战汗、绝汗都是从全身状况来讨论汗出的性质，有时候出汗不是全身性的，而是局部地出汗，那又怎样来辨析呢？比如说头汗，一般指头部、颈部或者心胸部出汗较多，都是邪热袭扰上焦，阳气亢盛带津外泄，或中焦湿热蕴结，湿郁热蒸而津液上越。就像蒸馒头一样，热气往上跑，笼屉最上层就会凝结很多水珠是同一个道理。此外，久病体弱，气虚无以固摄，或病情危重，阳衰阴盛，虚阳上浮，也可引起头面汗多。小儿睡着后经常会看到头上汗涔涔的，平时能吃、能喝、能拉，这种情况不属病象，因为小儿为阳热之体，容易热迫津泄而汗出。

有的人会出现肢体一侧出汗，或左半身或右半身，或上半身或下半身，称为半身汗。病变部位一般出现在无汗的半身，由于患侧经络为风痰、瘀痰或风湿之邪阻滞，致使营卫不和，气血运行失调。一般常见于中风偏瘫、截瘫及痿证患者。还有的人手足心汗多，握笔写字时一定要垫些纸巾，而且汗渍会湿透纸背甚或滴答下流，这种汗出过多是由阳明胃肠蕴热，邪热蒸迫津液旁达四肢所致；或是循行于手足心的手厥阴、足少阴经脉郁热而熏蒸汗液外泄。心胸部易汗出或汗出过度，多见于心脾两虚、心肾不交。

🌸 **案情回放　刘渡舟医案**①

罗某，男，45岁。1995年11月7日初诊。夜寐盗汗有2个月，寐则汗出，寤则汗止。曾服六味地黄丸和枣仁安神液等药弗效。汗出多时，沾湿衣被，并见胸痛、头晕（血压160/100毫米汞柱）、大便偏干、小便略黄。视其人面色缘缘而赤，舌红、苔薄黄，脉来洪大。辨为阳盛阴虚、阴被阳逼、营不内守之证。治当泻火滋阴止汗，方用当归六黄汤加味：生地黄20克，当归20克，黄芩4克，黄芪14克，熟地黄12克，黄柏10克，黄连4克，知母10克，鳖甲16克，煅牡蛎16克。服药14剂，盗汗停止，血压降至120/80毫米汞柱，诸症皆随之而愈。

🗲 **问诊点睛**　当归六黄汤是治疗发热、盗汗的代表方剂。其病机不仅是阳盛阴虚，营不内守，而且汗出表弛，也有卫外不固之情。

① 陈明. 刘渡舟验案精选. 北京：学苑出版社，2007.

《素问·阴阳应象大论》说："阴在内，阳之守也；阳在外，阴之使也。"充分说明了阴阳相互支持的这种关系。若营阴亏虚，不能滋养卫阳，则卫阳失济而不固。卫外不固，津液外泄，汗出量多，所以本型盗汗程度往往较重。方用当归、生地黄和熟地黄滋阴清热，"三黄"则泻火坚阴，配黄芪之温益气固表，以止盗汗。

经典读白 自汗亦有阴虚，盗汗亦多阳虚。（《景岳全书·汗证》）

汗出异常可见于多种疾病，一般来讲自汗多阳虚卫气不固，盗汗多阴虚血热。而实际上自汗除阳虚外，也可见于劳倦内伤阴虚有热之人，而卫阳不足，入睡时阳入于阴，表卫疏松而致盗汗者亦不鲜见。自汗与盗汗虽多属虚证，但临床必须通过对全身症状的辨别来判断究竟是阴虚有火还是阳虚无火，切忌先入为主，直接将自汗和盗汗扣上阳虚与阴虚的"帽子"。

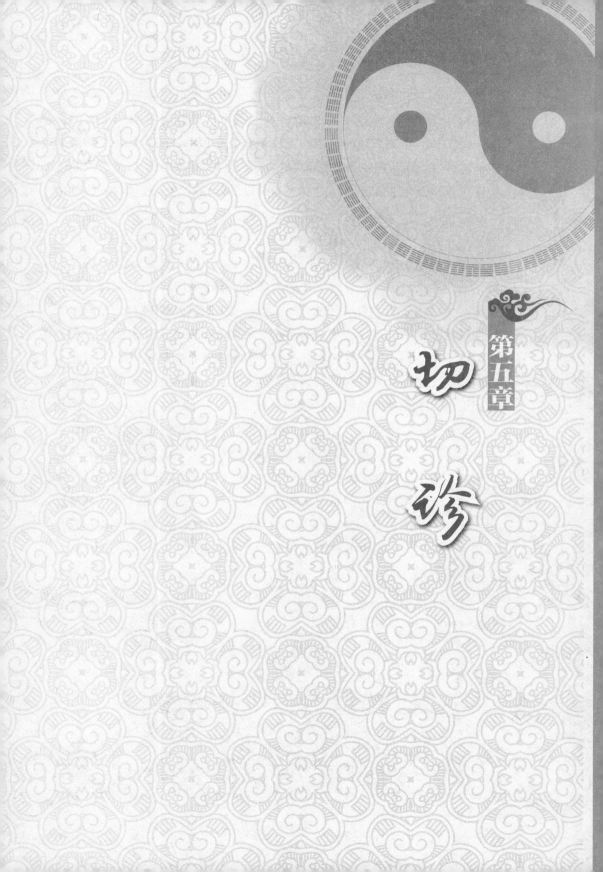

第五章

切

珍

切诊很考验手上功夫，主要是医者通过手指对患者进行触摸、按压来探察病情、收集临床资料的一种诊断方法。包括脉诊和按诊两部分。中医脉诊历来被认为是四诊方法中最为高深精妙的内容，悬丝诊脉的传说大家都听说过，《西游记》中悟空煞有其事为朱紫国国王"悬丝把脉"也只是情节需要，从没有人当真过。而按诊则是通过按循腹部包块、腧穴压痛点等一定部位的触摸、按压，来了解疾病的内在变化或体表反应，从而获得辨证资料的一种诊断方法。

古代脉诊的发明人，一般公认为是扁鹊。据《史记·扁鹊传》记载，扁鹊路过虢国，以三部九候的脉诊法确认虢太子患了"阳脉下遂，阴脉上争"所致的"尸厥"证，并施以汤药、针灸、药熨、按摩等多种疗法，太子死而复生。太史公最后说了一句："至今天下言脉者，由扁鹊也。"给了扁鹊一个比较高的赞誉。脉诊至少起源于扁鹊，经过《黄帝内经》《难经》不断得到发展。《难经》在《黄帝内经》气口诊法的基础上创立了独取寸口脉法，沿用至今。之后张仲景所著的《伤寒杂病论》运用脉法进行诊疗，提出了"平脉辨证"，晋代王叔和编撰了中国医学史上第一部脉学专著《脉经》。此后脉诊专著不断，《崔氏脉诀》《脉诀刊误集解》《诊家枢要》《景岳全书·脉神章》一直到《濒湖脉学》。

脉诊有很多流派，目前影响最大的还是按照《濒湖脉学》的27部脉诊法，我们中医诊断学教科书上列出的脉诊法也源出于此。要完整地学习，大家可以自行参考李时珍的《濒湖脉学》或者中医诊断学教材。对于初学者来说一下子接触这几十种脉象多数会晕头转向的。正所谓胸中了了，指下难明。所以这里我们向大家介绍的是更容易掌握的一些学习要点，为深入学习脉法做铺垫。

☯ 诊脉，你准备好了吗

自古以来，患者找医生看病，喜欢将手一伸，二话不说，考验医生的切脉功夫是否到家。尽管我们都明白诊病需要四诊合参，但切脉的重要性在老百姓的心目中有特殊的情结。举个例子，名老中医熊继柏二十几岁的时候在矿里做医生，几十个工人围着他，一个病了七八个月的工人二话不说只让他诊脉，熊继柏从望诊和闻诊中并没有看出什么病（头顶烂疮却戴顶帽子遮挡），硬着头皮开始把脉，最后根据右手肺脉滑大的脉象，结合患者黄腻的舌苔做出了上焦湿热①的判断。患者最后很服气，熊继柏也因此获得了好名声。当然，单纯依靠脉诊断病难度很大，但诊脉的重要性由此可见一斑，而且它是个需要实践磨炼的硬功夫。

对比脉学，我们说师可以传脉道解脉感，但再高明的老师也没有办法把自己的悟力植入学生心中。《六祖坛经》里记载了一则故事：五祖弘忍亲自送惠能到九江驿，令上船，把自摇。惠能曰："请和尚坐，弟子合摇。"祖云："合是吾渡汝。"惠能云："迷时师度，悟了自度。"习脉的过程更多的是需要独自摸索，直到有一天有了一种众里寻它千百度的顿悟，那就渐入脉门，可以自度了。

神凝指下虚静心

古时很多读书人在读老庄孔孟这些经典之前，一定要行焚香沐浴之祭书礼，然后才端坐下来，慢慢翻阅，求的就是一份清心素静。人体脉象变化微妙，在诊脉前无论医生还是患者都必须凝神静气。若是医者一边接手机，一边搭脉，心猿意马，三心二意，号脉那基本上是个幌子，肯定不准。或者刚刚和老婆拌嘴、同事吵架，整个心神都是乱的，怎么可能去体察脉象的细微变化呢？如果患者刚刚经过一番车马劳顿、风尘仆仆赶来，那更是要静待平心静气后再来诊脉。所以《素问·脉要精微论》强调："持脉有道，虚静为保。"医者只有无思无虑，虚静其心，才能神凝于指下。另外，如果医者号脉的三指末端凉凉的，那就先不要急着号脉，气都没到，怎么去感知病者的脉象，先热热身，做好准备工作再去搭脉吧。

如果条件许可的话，可以修炼一下静功，入静虽然是个比较基础的东西，但一旦掌握，全身的各种感觉，包括触觉都会变得敏锐起来，对脉

---

① 熊继柏. 熊继柏中医真谛访谈录. 北京：中国中医药出版社，2013.

诊的提高大有好处。这里摘一段调息静坐法[①]，大家慢慢体会："调息之法，不拘时候。下身端坐，摄身如木偶。解衣缓带，务令适然。口中舌搅数次，微微吐出浊气，不令有声，鼻中微纳之，或三五遍，有津咽下，叩齿数遍，舌抵上腭，唇相着，两目垂帘，令朦胧然，渐次调息，不喘不粗；或数息入，从一至十，从十至百，摄心在数，勿令散乱，子瞻（苏东坡）所谓随也。坐久愈妙。若欲起身，须徐徐舒放手足，勿得遂起。能勤行之，静中妙趣，可以全神，自能养生。"其实静功修行不拘形式，"一念代万念"，只要身体充分放松，坐立行卧均可。大家且行且体会。

小小寸口显神威

寸口脉位于手腕内侧前缘桡动脉搏动处。腕后高骨也就是桡骨茎突对确定具体诊脉部位非常重要。高骨前方动脉搏动处为寸；高骨后方动脉搏动处为尺；高骨正对的动脉搏动处为关。详见图5-1。不要小看这小小的寸口，却是人体五脏六腑的窗口。左右手的寸、关、尺分属不同的脏腑，反映相应的脏腑病变。左寸反映心和小肠，左关反映肝和胆，左尺反映肾和膀胱；右寸反映肺和大肠，右关反映脾和胃，右尺反映肾。我们说，布指定位准确是获得正确脉象数据的先决条件。以寸口脉为例，诊脉下指时，首先以中指指端对向掌后高骨以确定关脉的位置，随后食指在前为寸脉，无名指在后为尺脉，若上下之部定位不准，接下来获得的脉象都是错的。

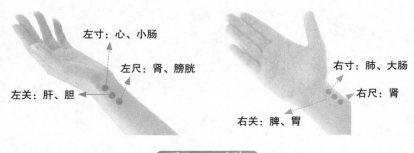

左寸：心、小肠
左尺：肾、膀胱
左关：肝、胆
右寸：肺、大肠
右尺：肾
右关：脾、胃

图5-1　脉诊

① 夏洪生. 北方医话. 北京：北京科学技术出版社，1996.

真正的好中医，可以通过切脉，结合"望闻问"三诊，明断病情，辨证施治。清朝太医为皇宫贵族看病有时用到"悬丝把脉"，古书虽有记载，但这只是掩人耳目的形式，不能全信，根本上还是靠"问而知之"，通过询问一下皇宫贵族侍其左右的侍从，太医早已对病情了然胸中。丝线是不可能传递脉象的，只是个道具而已，而且把脉还有举、按、循等不少指法，只有这些指法到位，才能感受到脉象的方方面面，才能对脉象做出正确判断。

❀ 持脉之要举按寻

　　持脉如同琴师抚琴，脉诀、脉理好像乐谱，指法技巧好比抚琴运指。琴师只记曲谱，不擅抚琴运指，绝不能奏出好乐章；医者只知脉诀文字，不谙指法技巧，就不能体会真正脉象。

　　举、按、寻三法（《诊家枢要·诊脉之道》），是古人按照手指用力轻重的不同，对诊脉手法的高度概括。通常医者用食指、中指、无名指，分别放在患者寸、关、尺三部上进行诊脉。因为手指末端即指腹感觉灵敏，有人称之为指目，就像指头上长了眼睛一样，故而以手指末端接触患者寸口脉。手指刚触及寸口皮肤，脉即可得为举，又称浮取；浮取不得，加力按压得脉则为寻，又称中取；用重指力按在筋骨间方得脉为按，又称沉取。详见图5-2和图5-3。

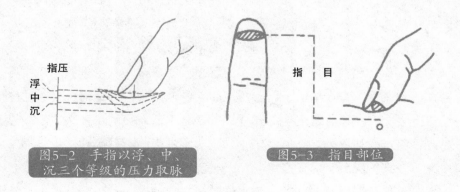

图5-2　手指以浮、中、沉三个等级的压力取脉　　　图5-3　指目部位

　　此外，一指持脉，两指虚悬不离肌肤为单指，三指齐下为总按。指

目顺应脉波动势，左右微微推动，谓之推；静息停指体会，谓之持；举而复按，按而复举，抑扬反复印证，谓之操纵；三指轻重依次相倚，由寸至尺渐举为俯，由寸至尺渐按为仰。下指切脉时，要指力均匀，或独大或独小都会影响脉象的判断。另外，诊脉时，常须挪移切脉之指，我们说要上下依循，指指相移，不可跨越跳跃，若跨度太大，移指太乱，则难辨上溢（过寸上鱼际）下垂（过尺部本位）之脉。

脉诊何时进行效果最佳？答案是早晨。因为刚刚睡醒后，阴气未扰动，阳气未耗散，而且没有进食后的干扰，经脉气血运行是体内情况的最客观反映。你可以试试躺在床上感受一下自己的脉象，慢慢体会。当然去到医生那里，在时间上就无法强求了，只能让心情平复，排除杂念，尽可能把最真实的脉象展现给医生。

知常达变识平脉

刚学脉诊，在接触几十种异常脉象之前，先要熟悉正常人的脉象，即平脉。《诊家枢要·诊脉之道》云："凡诊脉，须要先识时脉、胃脉与脏腑平脉，然后及于病脉。"

平脉包括了时脉、胃脉与脏腑平脉。具体来看，时脉就是说正常人的脉象不是一成不变的，脉从四时，会随着四季阴阳消长的变化发生相应的变化。脉象这种变化是人体脏腑气血随春温、夏热、秋凉、冬寒和春生、夏长、秋收、冬藏的自然规律而进行相应活动的表现。比如春天脉会弦一些，夏天脉会洪一些，以及秋天会浮、冬天会沉如此等等。对于脉象随四时的变化，《素问·脉要精微论》描述得非常形象："春日浮，如鱼之游在波，夏日在肤，泛泛乎万物有余，秋日下肤，蛰虫将去，冬日在骨，蛰虫周密，君子居室。"冬至以后立春以前，患者的脉象摸上去会有一种非常沉实的感觉，就是凝聚而有力的一种状态。立春过后，患者的脉就全部浮上来了，好像待字闺中的大姑娘从屋里走到了屋外，充满了活力。春天对应弦脉，弦脉是肝脉，它主风气主升发，一直有股力量往上走，而且脉象偏紧像琴弦一样有张力，这种脉象会持续到初夏。五一之后，脉象突然变软了，就像聚集的人群一下子散开了，这就变成了夏天的洪脉。而到了秋天，大概在中秋节前后，你就觉得所有人的脉气不断往里面收。到了立冬前后，患者的脉象就像一块铅石一样完全沉下去了。脉应四时，讲的就是这么一种脉势。反之，如果脉逆四时，比如春夏见到沉涩脉，秋冬见到浮大脉，这种变化就不太乐观，病情当属难治。

胃脉，就是胃气之脉。脉来不浮不沉、不快不慢、从容和缓、节律一致。阳脉居表，阴脉居里，阴阳相合。脉以胃气为本，实际上反映了全身脏腑精气的盛衰。脏腑平脉是说心肺之脉，轻取可得；肝肾之脉，伏于肉中，沉取可得；脾胃之脉，不轻不重可得。总之，健康脉象要有胃、有神、有根。脉之有神与否，反映了脏腑功能、新陈代谢的盛衰。脉之有根，表现为尺脉有力，沉取不绝，是反映肾气的脉象。好比树之根本，根本不坏，枝叶虽枯，而生机不竭；倘若树根已腐，虽枝叶犹存，溃败不远矣。

为了加强理解，我们来看一段医案，看看名家是怎么理解的。已故辽宁名医王心一医术高明，切脉如神。有一妇女，每怀孕至五个月即早产，连续数次，苦恼异常。一次又怀孕，闻王先生以妇科闻名，专程求诊，以验胎气。王先生切诊后肯定地说："从脉上来看，你这次不会早产。"妇人半信半疑而去。数月后果然足月分娩一男孩。满月后，夫妇登门拜谢。走后，徒弟请教老师，何以切脉如神。王老说："其来诊时是右关独盛，胃气充盈，岂有后天之源未损而能堕胎之理？"徒弟说："诊妊妇能否堕胎，是以胃气为主，这样我也学会了。"王先生说："还有呢，其脉来去分明，跳动不紊，是神充体旺，岂有神完气足而早产之理？"徒弟高兴地说："我学会了。"王先生说："还有呢，其脉两尺独旺，《脉诀》上说 '譬树无叶而有根'，有根之脉，岂能早产？这三项加在一起就是所谓胃、神、根三字诀，这是切脉的奥秘。"

细审病位辨病性

浮、沉、迟、数、虚、实、滑、涩，此八脉为脉象基本纲领，必须要熟练掌握。

浮沉是从脉位而论，是居于皮肤表层，还是居于里层，即临床诊断上说的轻取还是沉取，切脉时轻轻搭上即得为浮；重按始得为沉。

浮脉有两层意思：其一，风邪伤人，浮脉主风主表；其二，脏腑精气外现的标志。浮而有力多为实证，浮而细、浮而空多为虚证，有时甚至是脱证。沉脉也有两层意思：其一，主里，指外邪进入人体的部位较深；其二，脏腑精气被束缚，不得外展的标志。沉而有力多为实证，沉而无力为虚证，反映脏腑的精气处于匮乏状态。浮脉与沉脉的对比详见表5-1。

表5-1　浮脉与沉脉的对比

脉纲	脉名	脉　象	主　病
浮脉类	浮脉	轻取即得，重取稍弱而不空	表证，亦主虚证
	洪脉	指下极大如波涛汹涌，来盛去衰	热邪亢盛
	濡脉	浮而细软	主虚，又主湿
	散脉	浮散无根至数不齐	元气离散，脏腑之气将绝
	芤脉	浮大中空，如按葱管	失血伤阴
	革脉	弦急中空，如按鼓皮	精血虚寒
沉脉类	沉脉	轻取不应，重按始得	里证
	伏脉	重按推筋著骨始得	邪闭，厥证，痛极
	牢脉	沉按实大弦长	阴寒内实，疝气，癥瘕
	弱脉	柔细而沉	气血不足

迟数是从脉率来讨论，按呼吸来量，一息四至为正常，一息五至及以上为数脉，一息三至则为迟脉。具体而言，每分钟超过90次为数，每

分钟少于60次为迟。数脉主热，脏腑功能处于亢进状态；迟脉主寒，脏腑功能处于抑制或衰退状态。但也不是绝对，军人或干重体力活的人，每分钟多少于60次。迟脉与数脉的对比详见表5-2。

表5-2　迟脉与数脉的对比

脉纲	脉名	脉　象	主　病
迟脉类	迟脉	脉来迟慢，一息不足四至	寒证
	缓脉	一息四至，脉来怠缓	湿证，脾虚
	涩脉	往来艰涩，如轻刀刮竹	气滞血瘀，精伤血少
	结脉	脉来缓慢，时见一歇，止无定数	阴盛气结，寒痰血瘀
数脉类	数脉	一息五至以上	热证，亦主虚证
	促脉	脉来急数，时见一止，止无定数	阳盛实热，气滞血瘀
	疾脉	一息七至以上，脉来急疾	阳极阴竭，元气将脱
	动脉	脉短如豆，滑数有力	痛，惊

　　虚实是从脉象有无力道而论，有力为实，无力为虚。实脉与虚脉的对比详见表5-3。

表5-3　实脉与虚脉的对比

脉纲	脉名	脉　象	主　病
实脉类	实脉	举按均有力	实证
	滑脉	往来流利，应指圆滑，如盘走珠	痰饮，食滞，实热
	紧脉	紧张有力，如转绳索	寒，痛，宿食

（续表）

脉纲	脉名	脉　象	主　病
实脉类	长脉	首尾端直，超过本位	阳气有余，热证
	弦脉	端直以长，如按琴弦	肝胆病，痛证，痰饮，疟疾
虚脉类	虚脉	举之无力，按之空虚	虚证，多为气血两虚
	微脉	极细极软，似有似无，至数不明	阴阳气血诸虚，阳虚危候
	细脉	脉细如线，但应指明显	气血两虚，诸虚劳损，主湿
	代脉	脉来一止，止有定数，良久方来	脏气衰微，跌扑损伤
	短脉	首尾俱短，不及本位	有力为气郁，无力为气损

　　滑涩是从脉象的流畅度来论的。流畅太过为滑，流畅不及为涩。滑脉反映体内阴分太过，血管充盈，经气外束，出现滑利，可见痰饮、水湿、妊娠。涩脉为阴分不足，血管充盈不足，经气束缚后，血脉流行不畅，见于血虚、血瘀等。

　　缓脉，是不浮不沉，不大不小，不迟不数的一种正常脉象，也就是在无病时的一种脉象。初学练习诊脉的时候，必须掌握缓脉，就是以缓脉作为标准进行对比。比缓脉接近皮肤的就叫作浮脉，比缓脉接近筋骨的就叫作沉脉，比缓脉大的就叫作洪脉，比缓脉小的就叫作微脉，比缓脉有力的就叫作实脉，比缓脉无力的就叫作虚脉，比缓脉快的就叫作数脉，比缓脉慢的就叫作迟脉，比缓脉流动滑利的就叫作滑脉，比缓脉流动涩滞的就叫作涩脉。

（一）细审病位

　　病位可从两个方面来理解，表里和脏腑。一般外感表邪，多见浮脉；内伤里证，多见沉脉，沉而有力为实脉，沉而无力为虚脉。浮沉是指脉象的部位深浅。这里要注意的是，一般情况下浮主表，但是当人阳气外散的时候，脉象也会出现浮，这个时候绝对不是表证，绝不能用麻黄汤、桂枝汤之类的按表证治，否则人去得更快，要用到四逆汤之类的回阳救逆了。

另外，左右手之寸、关、尺，分别有各自"代言"的脏腑器官。左手寸、关、尺分别代表心、肝、肾（阴），右手寸、关、尺分别代表肺、脾、肾（阳）。从纵向来看，心肝为血脏，一主血一藏血，所以左脉多候血之病；肺脾两脏，一主气一生气，故而右脉多候气之病。从横向来看，心肺为上焦、肝脾为中焦、（肝）肾为下焦，故而寸、关、尺脉象的异常又分别体现了上、中、下三焦的变化。寸主上焦（包含头部、颈部、咽、甲状腺、喉、食管、心、肺、乳腺及上肢等），关主中焦（包含胃、脾、肝、胆、胰腺、十二指肠、空肠、回肠等），尺主下焦（包含肾、膀胱、子宫及附件、生殖器、下肢等）。

（二）辨别病性

疾病的性质其实就是四个字：寒热虚实。寒则脉迟，热则脉数，气虚脉无力，血虚脉细小，邪实脉有力。

脉有迟数，指脉搏跳动的次数。古人没有可视的钟表仪器来计算脉动次数，怎么办？古人很聪明，通过一息四至作为标准。一呼一吸则为一息，一息脉动四次为正常。少于四次为迟脉，多于四次，比如五次或六次，则称为数脉。一般情况迟脉主寒，数脉主热。但也有变局，数脉可以主寒，高热的患者，脉象一定是数的，不管风寒还是风热。不能一摸到脉数就认为是受了热邪，就用清热药，这种看法太武断。再比如说肺结核的患者，基础脉搏数就在一百次以上，患者本身就元气不足，再用凉药无异于雪上加霜。所以数脉一般主热，但还可主虚、主寒、主亡阳。表寒可见浮数脉，里寒之少阴寒盛，可见沉微细数脉；阴竭于下，可见沉数细涩脉；阳浮于上，可见浮数空软脉；精血耗甚，元气虚极，可见六脉无力之极数脉。又如西医诊断之窦性心动过速，以及长期服用激素类药物产生应激反应而出现的数脉，既没有实热的体征，也没有虚热的表现，而是由元气亏虚所产生的一派虚寒象。再说迟脉，迟脉主寒，但是有些热极的病，上下关格不通，那个脉象也会很迟，一般的迟脉是要扶阳的，而这个时候就要舍脉从症通腹泻热了。我们当然希望脉症对应，越简单越好，但"理想很丰满，现实很骨感"，临床往往变局占相当一部分。

脉有虚实，主要从力度而言。从人体正气来看，精气足则脉动有力；正气虚则脉动无力。这个好理解，就像人吃饱了就精神饱满、干劲十足，饥肠辘辘则少气懒言、神疲乏力，是一个道理。另外，新近受邪，比如寒邪或热邪，同样会令脉动有力，是邪盛的表现。邪正力量的对比还会出现脉形即粗细的变化。比如气血充盛，就像河道充盈一样，脉象是饱满的，粗细适中，若遇热邪，热邪鼓动就会出现洪大脉。反之，如果阴血不足，如同河道干涸，脉道狭窄，就会出现细小脉。举个例子，如胃痛患者、痰饮患者、高血压患者均可以出现弦脉。胃痛患者的脉象属弦而力量不足，高血压阳亢的患者，不仅脉见弦象，而且力量较强。细分起来还有区别：舒张压较高而收缩压不太高的患者，轻按脉弦象不明显，重按始见弦象，越重按弦象越明显，可以称为沉弦，也可称为牢脉；收缩压较高、脉压差较大的患者，轻按就有明显弦象，脉来时明显有力，脉去则相对减弱，来盛去衰。痰饮患者的弦脉多兼有滑象，可称弦滑。一个气火升腾迫血上行的吐血患者，其脉势是洪数的，但在治疗之后，脉转细弱而数，说明气火已降。再比如萎缩性胃炎，反映在脉象上非常微妙，有时从脉辨病，有时舍脉从证。通常萎缩性胃炎以沉细或沉弦脉居多，脉弦实有力居少，脉浮大弦紧则少见。如果脉来洪大有力或弦数，多为萎缩性胃炎加速进展期，或癌前病变，或早期胃癌，甚至是体内隐藏着其他肿瘤之病理反映。因为久病当虚，脉已应之，当见诸沉伏缓弱，才谓脉证相符，现在脉来反躁，脉证殊异不能理解为患者元气未伤，而是机体内存在异乎寻常的病态因子；也就是属于格阳脉象，由于阴不内守，孤阳外越，有如强弓之弩。如果确实是肿瘤，进行术后切除后，脉象就会由术前的洪大有力转为术后的细弱而濡，这是一种脉象规律①。所以萎缩性胃炎从脉象观察，病之好转脉转弱，病之告急脉转强，所谓强则邪胜于正，所谓弱则正胜于邪。弱乃平

---

① 张煜，王国辰. 现代中医名家医论医话选. 北京：中国中医药出版社，2012.

脉，洪大弦实反而是病脉。

此外，右寸脉沉无力易患颈椎病，双寸脉浮滑有力头部多火旺；双关脉如豆，肝胃不和；右关脉沉弱多见脾虚或胃部手术过；脉弦细如梗必见肝病；左关脉洪滑有力必见肝郁火盛；男子右尺脉滑数多见下焦前列腺泌尿系症状；女子右手尺脉不足，沉弱者，兼舌淡胖，不论有无瘀血，则必有少腹冷、腰寒冷、白带黏少而清稀。

各种脉象的特点详见图5-4。

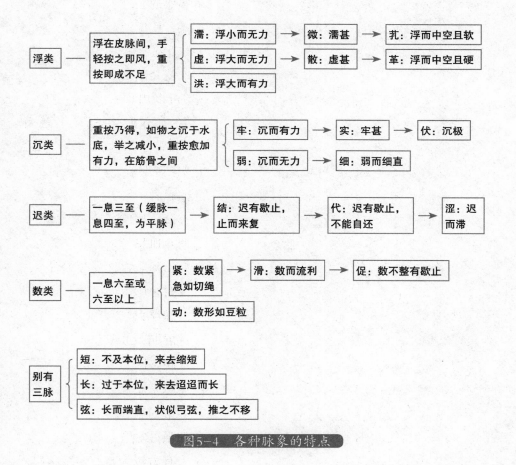

浮类	浮在皮脉间，手轻按之即风，重按即成不足	濡：浮小而无力 → 微：濡甚 → 芤：浮而中空且软
		虚：浮大而无力 → 散：虚甚 → 革：浮而中空且硬
		洪：浮大而有力
沉类	重按乃得，如物之沉于水底，举之减小，重按愈加有力，在筋骨之间	牢：沉而有力 → 实：牢甚 → 伏：沉极
		弱：沉而无力 → 细：弱而细直
迟类	一息三至（缓脉一息四至，为平脉）	结：迟有歇止，止而来复 → 代：迟有歇止，不能自还 → 涩：迟而滞
数类	一息六至或六至以上	紧：数紧急如切绳 → 滑：数而流利 → 促：数不整有歇止
		动：数形如豆粒
别有三脉		短：不及本位，来去缩短
		长：过于本位，来去迢迢而长
		弦：长而端直，状似弓弦，推之不移

图5-4　各种脉象的特点

宋朝施发的《察病指南》（1241年），就是现存最早运用图解来说明脉象特征，书中绘制脉象示意图33幅。详见图5-5。

第五章　切诊

119

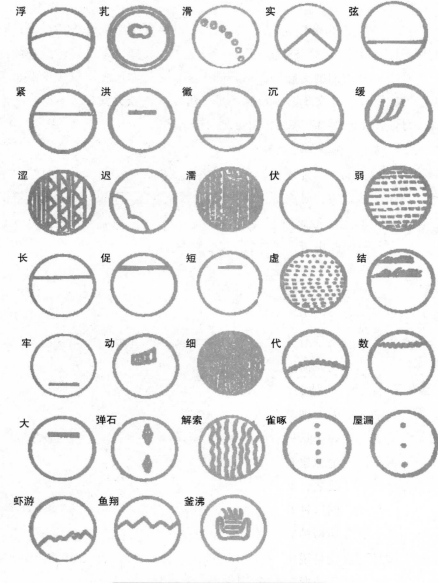

浮　芤　滑　实　弦

紧　洪　微　沉　缓

涩　迟　濡　伏　弱

长　促　短　虚　结

牢　动　细　代　数

大　弹石　解索　雀啄　屋漏

虾游　鱼翔　釜沸

图5-5　《察病指南》脉象示意图

（三）识脉真假

前面我们提到切脉时，有力为实，无力为虚。但实际临床中很多情况并非如此。许多沉取有力的脉象，其病却为虚证。如《金匮要略·血痹虚劳病脉证并治》曰："男子平人，脉大为劳，极虚亦为劳。"对于这句话中"脉大为劳"常解是脉大而无力为劳，看似没错，然而诸君别忘了，"极虚"本身就是无力了，古人惜字如金，不会前后重复两次。其实此句当理解为脉按之极为有力是虚劳，脉按之极为无力也为虚劳。所以张景岳在《类经·脉神章》里说："弦强类实，而真阴、胃气大亏及阴阳关格等证，脉必豁大而弦健，是强不可概言实。""凡脉见弦急者，此为土败木贼，大非佳兆。"既然存在这种情况，临床上如何辨脉？张景岳说："凡治病之法，有当舍证从脉者，有当舍脉从证者，何也？盖证有真假，脉亦有真假，凡见脉证有不相合者，则必有一真一假……病而遇此，最难下手，最易差错。"实际操作中如何取舍？他说："大都证实脉虚者，必其证为假实也；脉实证虚者，必其脉为假实也……盖实有假实，虚无假虚，此其所以无假也。大凡脉证不合者，中必有奸，必先察其虚，以求根本，庶乎无误，此诚不易之要法也。"张景岳此段言论非常中肯，经得起临床反复考验。比如临床上有些确诊为肺癌的患者，脉象是滑数有力的，你不能从脉象上就判断其为实证而滥施攻伐。那么究竟如何区分脉之有力是真实还是假实呢？《素问·玉机真脏论》说过："脉弱以滑，是有胃气。"这里的"滑"为有力，而"弱"若当虚弱无力理解那就错了，而是言其从容和缓、不急不慢、不愠不火之象。正如张景岳引高阳生言"阿阿软若春杨柳，此是脾家脉四季"。所以，不论脉象有力到何种程度，只要按之从容和缓，即为真实实证不虚之脉，反之，毫无和缓之象，而是责责然劲急坚韧，有一种躁动急迫的劲儿，则这种有力必为大虚之证。我们说缓脉是无病之脉，但临床上若遇到久病精神衰弱的患者，胃口越来越差，其脉象虽见和缓，往往是败证。也就是说患者见病脉是正常的，若久病之人浮中沉俱见和缓且体倦者，往往情况不好。所以《慎柔五书》云："凡久病之人，脉大小洪细沉浮弦滑，或寸浮尺沉，或尺浮寸沉，但有病脉反属可治。"

我们经常讲"舍脉从证"或"舍证从脉"，似乎舍去的都是一些"假象"，其实就其实质而言，假未必是真假，脉证不符的时候不能随意取舍。杜雨茂老中医特别强调这一点，他认为，临床上脉证不符，往往是病情复杂之表现①。此话怎讲？我们用例子来说明。比如临床见到一个腹部胀痛、大便燥结、舌苔黄厚焦燥的患者，但脉象是沉细的，首先的印象是脉不符证，但是再细细分析，燥结实热之邪阻滞于里，血行不畅自然脉迟，而燥热内盛灼阴，血脉不充就会脉细。所以这样一来胃肠实热内结与脉象迟细在表面上似乎不相干，但实质上却内里暗合相符，通过分析其实对病机理解得更深刻了。这时舍脉其实是未舍。再如外感热病，热闭于里，症见四肢厥冷，而脉象滑数。看似证不符脉，然而形成的原因是由于热邪内伏，阻遏阳气不能外达，格阴于外，而出现热深厥亦深之热厥证，如果贸然舍证则何以知其内热盛极的程度？可见，脉证有时表面不符，其实病机上有其相通的一面。如果深入分析，反而脉证能互相补充、互相衬托。所以当一个久患肺痨、吐衄之人，染上风寒，虽然表现为寒热头痛、遍身酸楚之表证，但脉有时却反见沉细而数之象，看似脉证不符，实则传递出一个信息，虽感风寒在外，尚兼阴血亏虚于内，而且数象有动血之虞，故辨证施治当权衡标本，在辛温解表同时要注意甘寒养阴。如果遇到鲁莽之人一见脉证不符，舍脉从证妄投辛温之品，可动血发痉变生他疾。所以见到五心烦热、阴虚而盗汗者，脉不细数反见沉微，此暗含肾阳不足之机，在滋阴敛汗之外，要引火归元；若见痰饮咳喘之人，脉不弦滑而见细弱，在化痰蠲饮之外，要加以健脾益气；咯血、吐血、崩漏之人，脉不沉细反见滑数，是为血络不宁欲作妄行之兆；肝肾阴亏日久，肝阳上亢之眩晕，脉不见细弦而沉反见洪大有力，那是中风将作之兆；等等。如此表象均属脉证不符，实为病情错综、病机复杂所致，不能随意取舍，鲁莽行事，当细心审察，仔细辨析。

临床上出现弦脉的患者比较多见，那弦脉与紧脉有何不同？弦脉偏于脉形，而紧脉偏于脉势。脉形指血管管壁而言，所以弦脉可有力可无力，而紧脉一定是有力的。

总的说来，对于初学者，只要掌握病性、病位，能看出病势、走向，掌握浮、沉、迟、数四个脉就可以管中窥豹，应对一般疾病了。把脉时其实最佳的诊脉姿势就是双手诊六部脉，患者坐在对面，两手平

---

① 张煜，王国辰. 现代中医名家医论医话选. 北京：中国中医药出版社，2012.

放，体会心、肝、肾、肺、脾、命门的变化，简单来讲，哪一路脉独特，就是那个地方有病。当然，脉不独大，结合四诊的其他方法做综合性的判断，单纯靠哪一个也不靠谱。临床上切脉时，诊察的是左右寸、关、尺共六个部位的脉象，这六个部位反映了人体五脏六腑的状况。但一般在书写病例的时候我们经常会看到在病历本上写到舌脉那里时，舌还分舌质、舌苔，脉象描述一般就一两个字就完事了，脉弦或脉细弱或脉滑如此等等，左右都不分，其实是非常草率的。为了简化可以只描述异常部位的脉象，比如：左关弦、右关弱，其余正常的部位可以不描述，但对于初学者来说，养成分部位描述脉象的好习惯是非常重要的。

一个有经验的医者从脉象可以诊出它的表里寒热虚实。赵绍琴老先生认为看脉必须诊出五个脉[1]才能做出初步诊断，一个脉定不了病。如浮滑是风痰、浮弦是风邪挟郁、浮数是风热，但要想诊断一个完整的疾病，还必须诊断第三个脉来，如浮滑数是风痰热，浮紧弦是风寒而体痛。仅这三项还不够，还要找出第四个脉来弄清患者的体质与疾病的转机。如浮滑数而按之弦细，弦则肝郁，细为血虚，脉象暗暗在向你透露一个信息：这个患者素来血虚肝郁，目前表现是风火痰热，但是在开方治风火痰热时，要照顾到血虚肝郁这一方面。换句话说，治风火痰热时不可过寒凉，也不可过于祛风邪，因为患者是血虚之体，体质是血虚肝郁。当然解了这个脉象的密码，还要望舌、观色、查体、问病情等等，四诊合参是必要的，因为达到诊脉的理解要求毕竟太难了。

这里说一个案例[2]，一个七十多岁的老者感觉最近十分疲倦来求诊，医者切脉后怀疑老者是心肌梗死嘱其做心电图，做出来的结果确实是大面积的心肌梗死，遂急诊收入内科。依据在哪里，是切脉切出的心肌梗死么？非也。医者切其脉结代，同时结合了手部望诊。患者五指发青，说明血液循环不好，《灵枢·厥病》有云："真心痛，手足青至节。"这一点很关键，不是所有的心肌梗死都会出现心痛的表现，此案中就是不典型表现，容易漏诊或误诊。所幸医者经验丰富，切脉结合望诊及时准确做出了判断。

① 陈彤云. 燕山医话. 北京：北京科学技术出版社，1996.
② 毛以林. 步入中医之门. 北京：人民军医出版社，2007.

诊脉必须静候五十动以上，才能辨出脉形，诊出有病之脉。张仲景也讲过："动数发息，不满五十，短期未知决诊，九候曾无仿佛。"所以医者切不可操之过急，轻轻一搭，比画个样子，草草收场最不可取。赵绍琴老先生根据先辈经验还提出，测脉定位当以浮中按沉四部来分。以浮部定表分，中以定偏里，按是属里，沉则为深层极里。也可以说浮脉主表、沉脉主里，中与按皆为半表半里。浮、中两部反映功能方面的疾患，按、沉两部反映疾病实质的变化。就像舌苔与舌质的关系一样，凡属舌苔变化多端，归根结底是反映功能方面的问题，而舌质变化虽少，但却是本质根本的体现。就像"妖魔鬼怪"再怎么幻化多变终要原形显现。所谓功能方面的病变，是指在表位、浅层、卫分、气分阶段，如气郁不舒、水土不和、肝郁气滞，停痰、停饮，胃肠消化欠佳等所导致的疾病。所谓本质性病变，是指本质阳虚、命门火衰或阴虚阳亢等，或病在营分、血分以及陈痰久郁于络脉、癥瘕积聚、肿瘤等一类疾病。另外，久病邪深入里，累及肝肾，下元亏虚，像一些慢性消耗性疾病，需要用滋补、培元等方法者，皆可以认为是本质性疾病。一般来说，浮、中见其标象，按、沉得其本质，若诊脉能辨别浮、中与按、沉之异，则病之表里、寒热、虚实就清晰可辨了。如果两部之脉不同，迷惑之间就要参照舌色证，辨真假、分主次、定缓急。脉象一明，其他治则治法水到渠成、迎刃而解了。这都是一代大家的诊脉心悟，我们信手拈来，要倍加珍惜，细细体悟。

十分危重的患者，除了寸关尺之外，还有两个地方的脉诊非常关键，那就是趺阳脉（见图5-6）和太溪脉（见图5-7）。趺阳脉在足背最高处，可候胃气的盛衰，太溪脉在足内踝后稍下，可候肾气的有无。古人称此为根脉，如果此二脉摸不到了，那就是告诉你病危难治，基本上无力回天了。

真脏脉是在疾病危重期出现的脉象，真脏脉的特点是无胃、无神、无根，为病邪深重、元气衰竭、胃气已败的征象，又称"败脉""绝脉""死脉""怪脉"。这些脉我们一般不常见，初学者只需大概了解一下。十怪脉首见于元代危亦林《世医得效方》，怪脉，亦即真脏脉。详见图5-8。

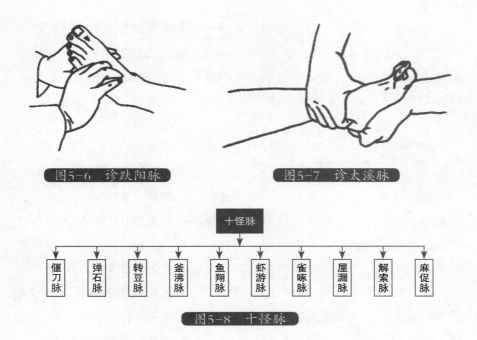

图5-6 诊跌阳脉　　　　图5-7 诊太溪脉

十怪脉

| 偃刀脉 | 弹石脉 | 转豆脉 | 釜沸脉 | 鱼翔脉 | 虾游脉 | 雀啄脉 | 屋漏脉 | 解索脉 | 麻促脉 |

图5-8 十怪脉

　　取穴有"宁失其穴，勿失其经；切脉有宁失其脉，勿失其势"的说法。其实我们在对脉象的把握和体会过程中，从最开始单纯脉形的感觉，比如浮沉迟数，会慢慢上升到"气"的层次。通过脉象，渐渐感受患者身体中气的流通，或升动或下沉。它不单单是具体的脉形，而是一种脉势。切脉时，对脉相整体把握很重要。脉有上越之势，有下驱之势；有外脱之势，有内陷之势；有气郁中焦之势，也有气分两头之势；等等。比如：胃食管反流病，在右侧寸口可以见到脉象有上越之势，此胃气上逆所致。胃气上逆，自然胃酸向上反流了。高血压脑血管意外发作之前，可以切到左右寸口也有上越之势，此乃气血并走于上。下焦寒湿或湿热过重，阳气不得升腾，脉象有下驱之势。大气下陷的患者，心肺脉几乎不显，脉象有下陷之势。

　　总的来说，脉象（结合舌象）在临床上主要运用在三个方面：一是脉症俱全，四诊合参。二是症状不明显，仅凭舌脉作为辨证的主要依据。比如许多乙型肝炎或慢性肝炎患者，肝功能是异常的但并没有症状，或者慢性肾炎仅仅尿检异常，症状不明显，这个时候舌脉的作用就凸现出来。三是舍脉或舍舌。脉象的形成一定程度上与体质关系非常大，比如女性多血，不少外感病常见不到洪大脉象，表证摸不到浮脉，此时要舍脉。而男性多气，一些内伤病本该出现虚脉的却见不到，这都需要在临床上引起注意。以下摘取一篇有关经方大家胡希恕老先生论述脉诊方面的文章，内容翔实，需慢读细品。

胡希恕诊脉述要①

脉诊在我国中医具有悠久历史，反映了祖国医学辨证施治的特点，脉象亦和症状一样，均为病体有异于健康的一种反应，而脉象尤其具有敏感性。凡病之阴、阳、表、里、寒、热、虚、实以及生、死、缓、急等等，无不应之于脉，故于辨证施治，更有其一定的指导作用，唯其如是，则诊脉的研究，便成为中医必修的课业。惜历来脉书鲜有深究脉象的来自根源，而只就象论象，说玄道妙，令人迷惑，前人早有"论脉愈精，使人指下愈乱"的评议。其实脉象并不难知，只若于其生成源头，心中有数，指下寻按，自会明了。谨就管见，略陈于下。

（一）平脉与病脉

无病健康人之脉谓为平脉。平即平正无偏之谓，故不以象名。人若有病，则脉失其平，就其不平者名之以象，即为病脉，我们经常所称的浮、沉、数、迟、大、细等等，即皆病脉的象名。

脉象的两大类别：人体有病千变万化，如以阴阳属性来分，则不外阴阳两类，同理，脉象虽极复杂，但概言之，则不外太过和不及两类。太过者，谓较平脉为太过也；不及者，谓较平脉为不及也，如浮、数、滑、大等即属太过的一类脉；沉、迟、细、涩等即属不及的一类脉。

脉象的三个方面：脉有来自脉动方面者，如数、迟是也；脉有来自脉体方面者，如大、细是也；脉有来自血行方面者，如滑、涩是也。脉动、脉体、血行即脉象来自的三个方面，与上述之脉象两大类别，合之则为脉象生成的根源，对于脉象的识别甚关重要，今依次释之如下。详见表5-4、表5-5和表5-6。

① 张文康. 临床中医家胡希恕. 北京：中国中医药出版社，2007.

表5-4　来自脉动方面基本脉

来自脉动方面者	平脉	病脉（太过/不及）	
脉动位置的浅深	不浮不沉	浮	沉
脉动次数的多少	不数不迟	数	迟
脉动力量的强弱	不实不虚	实	虚
脉动的间歇	不结不代	结	代
脉动的不整	不动不促	动	促

表5-5　来自脉体方面基本脉

来自脉体方面者	平脉	病脉（太过/不及）	
脉体的长度	不长不短	长	短
脉体的宽度	不大不细	大	细
脉体直的强度	大弦不弱	弦	弱
脉体横的强度	不紧不缓	紧	缓

表5-6　来自血行方面基本脉

来自血行方面者	平脉	病脉（太过/不及）	
血行的利滞	不滑不涩	滑	涩

1. 来自脉动方面的脉象

浮和沉：这是来自脉动位置的浅深。若脉动的位置较平脉浅浮于外者，即谓为浮；若脉动的位置，较平脉深沉于内者，即谓为沉。故浮属太过，沉属不及。

数和迟：这是来自脉动次数的多少。若脉动的次数，较平脉多者，即谓为数；若脉动的次数，较平脉少者，即谓为迟。故数属太过，迟属不及。

实和虚：这是来自脉动力量的强弱。若按之脉动较平脉强实有力者，即谓为实；若按之脉动较平脉虚弱无力者，即谓为虚。故实属太过，虚属不及。

结和代：这是来自脉动的间歇。若脉动时止，而止即复来，则谓为结。结者，如绳中间有结，前后仍相连属，间歇极暂之意；若脉动中止，良久而始再动，则谓为代。代者，更代之意，脉动止后，良久始动，有似另来之脉，因以代名。平脉永续无间，故结代均属不及。

动和促：这是来自脉动的不整。动为静之反，若脉动跳实而摇摇者，即谓为动；促为迫或逼之谓，若脉动迫逼于上、于外，即寸脉独浮之象，即谓为促。平脉来去安静，三部匀调，故动促均属太过。

按《脉经》谓促为数中一止，后世论者虽有异议，但仍以促为数极，亦非。仲景书中论促共四条，如曰："伤寒脉促，手足厥逆，可灸之。"此为外邪里寒，故应之促（寸脉浮以应外邪，关以下沉以应里寒），灸之，亦先救里而后救表之意；又曰："太阳病下之后，脉促胸满者，桂枝去芍药汤主之。"太阳病下之后，其气上冲者，可与桂枝汤，今胸满亦气上冲的为候，但由下伤中气，虽气冲胸满，而腹气已虚，故脉应之促，芍药非腹虚所宜，故去之。又曰："太阳病，桂枝证，医反下之，利遂不止，脉促者，表未解也，喘而汗出者，葛根黄芩黄连汤主之。"于此明文提出脉促为表未解，其为寸脉浮又何疑之有！关以下沉，正是下利不止之应。又曰："太阳病下之，其脉促，不结胸者，此为欲解也。"结胸证则寸脉浮关脉沉，即促之象，今误下太阳病，虽脉促，但未结胸，又无别证，亦足表明表邪还不了了而已，故谓为欲解也。由于以上所论，促为寸脉独浮之象甚明。

2. 来自脉体方面的脉象

长和短：这是来自脉体的长度。平脉则上至寸而下至尺，若脉上出于寸，而下出于尺者，即谓为长；反之，若脉上不及于寸，而下不及于尺者，即谓为短，故长属太过，短属不及。

大和细：这是来自脉体的宽度。若脉管较平脉粗大者，即谓为大；反之，若脉管较平脉细小者，即谓为细。故大属太过，细属不及。

弦和弱：这是来自脉体直的强度。若脉管上下，较之平脉强直有力者，如琴弦新张，即谓为弦；反之，若脉管上下，较之平脉松弛无力者，如琴弦松弛未张紧，即谓为弱。故弦属太过，弱属不及。

紧和缓：这是来自脉体横的强度。若脉管按之，较平脉紧张有力者，即谓为紧；反之，若脉管按之，较平脉缓纵无力者，即谓为缓。故紧属太过，缓属不及。

3. 来自血行方面的脉象

滑和涩：这是来自血行的利滞。寻按脉内血行，若较平脉应指滑利者，即谓为滑；反之，若较平脉应指涩滞者，即谓为涩。故滑属太过，涩属不及。

微甚脉：痫脉即为平脉的差象，故不论太过与不及，均当有微或甚程度的不同，例如：微浮，甚浮；微沉，甚沉；微数，甚数；微迟，甚迟；等等。习惯亦有为微甚脉另立专名者，如甚数的脉，常称之为急；甚沉的脉，常称之为伏。

兼象脉：通过实践证明，脉现单纯一象者甚少，而常数脉同时互见，如脉浮而数、脉沉而迟、脉浮数而大、脉沉而细等等。习惯亦有为兼象脉另立专名者，如洪，即大而实的脉；微，即细而虚的脉；浮大其外，按之虚涩其内者，则名为芤；芤而复弦者，又名为革。按芤为浮大中空之象，所谓中空，即按之则动微，且不感血行应指也，实不外浮大虚涩的兼象。世有谓浮沉候之均有脉，唯中候之则无脉，亦有谓按之脉管的两侧见，而中间不见者，均属臆说，不可信。再就微甚脉和兼象脉见表5-7：

表5-7　微甚脉和兼象脉

脉名	微象	兼象	太过或不及
急脉	微之甚		太过

（续表）

脉名	微象	兼象	太过或不及
伏脉	沉之甚		不及
洪脉		大而实	太过
微脉		细而虚	不及
芤脉		浮大而虚涩	不及
革脉		芤而弦	不及

按：芤、革二脉，本外太过而内不及，但就主证言之，故列入不及，后世还有一些脉名，大都为微甚或兼象之属，兹不赘述。

（二）诊脉法

由于病脉为平脉的差象，故平脉当为诊察病脉的准绳，若医者心中没有个不浮不沉的平脉，又何以知或浮或沉的病脉！同理，若医者心中没有不数不迟、不大不细、不滑不涩等平脉，当亦无从以知或数或迟，或大或细，或滑或涩等病脉。可见欲求诊脉的正确，则势须先于平脉的各个方面有足够的认识才行。不过此事，并非容易，同是健康无病的人，老壮儿童，脉均有别，男女肥瘦，脉亦互异，况又春夏生发，脉常有余；秋冬收藏，脉恒不足。为了丰富对平脉的标准知识，就必须于多种多样的人体，做平时不断的练习，才能达到心中有数，指下明了的境界，此为学习诊脉，势需必做的首要功夫。

诊脉时，要分就脉动、脉体、血行等各方面的内容逐一细审，尤其初学更宜专心于一，不可二用。例如诊察脉动位置的深浅时，不要旁及次数的多少；诊察脉动次数的多少时，亦不要旁及位置的深线。若这样依次推敲，一一默记，又何脉难知之有？当然熟能生巧，已有多年经验的中医，指下非常敏感，异象所在，伸手可得，但此非一朝一夕之功，诊脉亦不例外也。

（三）辨脉法

社会有一些群众，对于中医诊脉抱有神秘感，同时又有一些江湖医生利用这一心理蒙骗群众，自吹自擂，说什么仅凭切脉即可断病，"病家不用开口，便知病家病情"，当为内行所笑。但此种恶习给群众造成曲解，以为中医仅凭切脉即可断病。这种恶习应当予以批判，同时对脉诊应有正确的认识。要知中医诊病，是通过望、闻、问、切（脉诊）四诊来辨证的，单凭切脉断病是极端片面的。例如诊得脉浮，浮脉主表、主上，可见于咳喘、呕吐、头痛、皮肤病等等，如不结合望、闻、问三诊，无论如何也不会判明病情的，更不能知道肝炎、肾炎、高血压等西医的诊断病名。中医是根据脉象的太过或不及，并结合望、闻、问三诊来分析证的寒热虚实表里阴阳，从而得出正确的辨证。因此，要有正确的辨脉法，这里介绍要掌握辨脉的主要方面。

太过与不及：太过脉主有余，不及脉主不足。太过脉主有余者，谓浮、数、实、大、滑等太过一类脉，则主阳、热、实等有余之证；不及脉主不足者，谓沉、迟、虚、细、涩等不及的一类脉，则主阴、寒、虚等不足之证。不过此为脉应于病的一般常规，在个别的情况下，太过脉亦有主不足者，而不及脉亦有主有余者。唯其如此，论治者必须脉证互参，综合分析，不可偏执一端也。仲景书于每一篇首，均冠有辨脉辨证并治字样，即示人以此意，具体论述，书中条文尤多。学者细玩，自易理解，于此不拟多赘。

21种脉象歌

在这里把21种①常见脉象列出，大家慢慢体会。

> 浮脉行于皮肤表，似同枯木水上漂；
> 沉脉伏于筋骨间，推筋至骨用力寻；
> 迟脉一息唯三至，分钟少于六十行；

---

① 余浩. 医间道：十站带你进入中医殿堂. 北京：中国中医药出版社，2011.

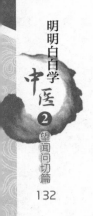
数脉一息五六至，九十以上为数频；

滑脉滑利如走珠，妊娠脉上可体验；

涩脉往来实艰难，有中似无应指间；

虚脉按之即无力，虚如葱管弱如棉；

实脉举按力均强，如按竹棍好思量；

长脉不过体位长，位越三关向肘长；

短脉寸尺向关缩，三指并紧方可摸；

洪脉来大去时小，指下炎炎如火烧；

微脉细微如丝线，似有似无静心寻；

紧脉如被绳索绕，经气被束心明了；

溪水流入宽河床，流行无力即为缓；

芤脉其意为中空，阴血溢出脉管中；

弦脉好似一根弦，端直而长病主肝；

缓脉充盈为之濡，湿邪停滞阳被阻；

细脉稍比微脉粗，阴血亏少脉无助；

结脉缓慢时一止，止中尚无定数寻；

代脉本为代偿意，时动时止有定数；

促脉乃是急促间，阳强阴弱脉暂停；

二十一种常见脉，临证必须心里明。

🔯 怎么知道怀孕了

　　如何把脉来确定妊娠，这里面有一些小技巧。按理说买个验孕试纸一测就搞定了，但是试纸也有不准的时候，而且掌握了一些把脉的方法，诊断妊娠不是太难的。

　　下面介绍几种常用的，也是有效的方法供大家参考。

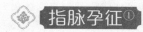

指脉孕征[①]

指脉孕征是表现在指脉搏动中的一种妊娠征象。从其搏动的部位，可以诊断怀孕的月数。

1. 诊断要点

妇女停经，而在两手中指、无名指的两侧指脉，呈放射状搏动的，为怀孕征象。脉动显于第一指节的，为怀孕2～3个月；脉动显于第二指节的，为怀孕5～6个月；脉动达于第三指节，为怀孕8～9个月；脉动至指末，为胎足10个月。

2. 诊断方法

受检者取卧位，伸手平放。检查者用拇、食两指头呈弧形。箍按其手指的两侧指脉，从第一指节，渐向指端按压。

3. 注意事项

（1）检查前，受检者必须休息10～20分钟。

（2）按压时，用力必须均匀，应行轻按、重按对比动作。

（3）正常人手指脉不易触及。

（4）孕妇指脉搏动已达第三指节，但突然消失的，为胎死之候。

神门脉

神门脉的出现，是妇女妊娠的一种征象。神门穴（位于腕部，腕掌侧横纹尺侧端，尺侧腕屈肌腱的桡侧凹陷处。见图5-9）为手少阴心经的腧穴，位于腕部掌侧横纹尺侧端的凹陷处，正常人此处脉动不易触及。

1. 诊断要点

妇女停经，在其两手神门穴，呈圆滑性搏动有力的，即为神门脉。

2. 诊断方法

受检者取坐位或卧位，手平放。检查者用食指头按压神门穴，进行诊察。

---

① 王幸福. 杏林薪传. 北京：人民军医出版社，2011.

3. 注意事项

检查前避免剧烈运动，禁注射或内服促进血循环的药物（以下天突脉同）；检查应细心进行，指诊按压时，应进行轻按、重按对比。

天突脉

天突脉的出现，是妇女妊娠的一种征象。天突穴（仰靠坐位取穴，位于颈部，当前正中线上胸骨上窝中央。见图5-10）是任脉的腧穴，位于颈结喉下，胸骨切迹上缘之内侧凹陷处。正常人此处无脉动感觉。

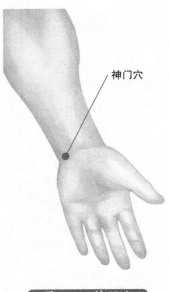

图5-9　神门穴

1. 诊断要点

妇女停经，在天突穴觉有脉动的，为怀孕已2个月以上；若脉动明

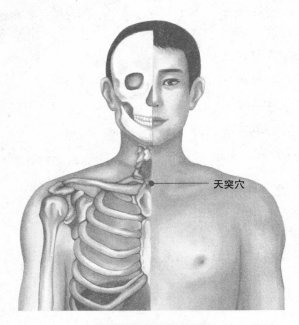

图5-10　天突穴

显，而肉眼可以见到，为怀孕在4个月以上。

2. 诊断方法

询问受检者，在天突穴有无脉动感，检查者也可用手指触摸，也可令受检者抬头以观察脉动情况。

🎵 案情回放　王幸福医案①

周某，55岁，男，高级工程师。原先有高血压病和高脂血症，经过一段时间的中医调理已基本痊愈。时隔一年，患者就诊，让医者号脉。脉象显示和以往大不一样，原来脉象双手弦滑又大，现在右手沉微几无脉象，左手浮濡，医者非常吃惊，询问患者最近患病情况。患者告之，半年前检查身体时，医生说有轻微的心肌梗死，安了两个支架，服了几个月的西药和通心络胶囊及丹参救心丸，之后就出现目前的状况，乏力，出汗，易感冒，血压偏低，体力觉得大不如以前。医者嘱其停服所有中西药，用汤药调理，争取右手脉恢复即可。处方：补中益气汤加减。生黄芪120克，仙鹤草60克，红参片15克，当归10克，桂枝30克，白术15克，甘草30克，柴胡10克，升麻10克，陈皮10克，干姜10克，大枣10枚。10剂，水煎服，日三次。十天后二诊，右手脉象略起，还是沉弱，但已有效，本着效不更方原则，上方加淫羊藿30克，鹿含草30克，又20剂，右手脉起，乏力出汗亦愈。后以十全大补丸善后。

🐾 **切诊点睛**　此案诊断治疗，无更多症状可见，就是抓住右手几无脉象一证，断为气虚，是长期服用扩张血管药和行气破气的中成药所致。此乃误治之案，本无大恙，被忽悠做了支架，又令长期服用破气活血之药，伤人元气，长此以往很容易引起心力衰竭。临床上常见到一年四季口服丹参救心丸而致胸闷气短、体力不支者，实为药中之

---

① 王幸福. 医灯续传. 北京：人民军医出版社，2012.

冰片常用破气之弊。右手主气为阳，左手主血为阴。大剂峻补中气，复元扶正而获效。

🌣 **经典读白** 凡阴病见阳脉者生，阳病见阴脉者死。（《伤寒论·辨脉法》）

阴病，指阴经病证。阳病，指阳经病证。阳脉即大、浮、数、动、滑，阴脉即沉、涩、弱、弦、微。病在阴经而见阳脉，是正气来复、正能胜邪的表现，病邪自里出表，有渐愈的倾向，故谓之生。病在阳经而见阴脉，是正气衰微、正不胜邪的表现，病邪有入里的趋势，病情趋向加重，故谓之死。

☯ 小小按诊显神威

很多人将切诊简单地理解为切脉，或者仅侧重于脉诊，均有失偏颇，其实按诊的意义非常大。比如发热的患者，一般是喜欢摸摸额头，哦，烧了。其实除此之外还要摸摸患者的手背和手心，这也是一种切诊。根据李东垣《内外伤辨惑论》，一般手背热于手心多属外感发热，手心热于手背多属内伤发热。再比如"四肢不温"，是患者的自我感觉吗？不是！这是一个客观体征，是通过医者摸出来的，最简单的就是摸一下前臂、手、腿部、足感受一下手足的温凉，可以作为阳虚、阴虚的鉴别要点。遇上发烧的婴幼儿，如何判断风寒或风热，你问他"怕不怕冷"，小家伙儿没办法像大人那样配合你，这时候，要结合望诊摸一下小胳膊、小腿、小身体。再比如一个腹痛的患者，虚实如何判断，"按之痛者属实，不痛者属虚。"

按诊，具体分为触、摸、按、叩四个字。在古时，囿于一些授受不亲的礼节，肌肤接触的诊法比较局限，但其实这些诊法对于临床上的一些症状判断、鉴别，甚至指导用药都发挥着重要作用。触法就是通过轻轻接触皮肤，来感知皮肤的冷热润燥。摸法稍用力一些，通过摸胸腹、腧穴、肿胀部位，来发现有无疼痛、肿块等。按法的力量就更大了，要重力按压下去，从而了解深层次的病变。在临床按诊时要掌握一个先轻后重、由浅入深的过程。按胸腹一般先上后下，按肝脾要先下后上，这是一般原则。叩法与现代医学的叩诊类似。

❀ 乳房的按诊

在现在这个衣食无忧的年代，生活越来越好，疾病似乎也是越来越多。我们经常可以看到各种关于乳房健康的话题。中国人口协会曾经发布的《中国乳腺疾病调查报告》显示：乳腺癌已成为对妇女健康威胁最大的疾病，乳腺癌发病率位居大城市女性肿瘤的第一位。在无症状女性人群中，各种乳腺疾病患者竟达到52.4%，此发病数大大高于女性其他慢性常见病而占首位。其中仅患乳腺增生的妇女数高达49.7%。

这些数字听起来吓人，但也给我们敲响了警钟。说起来，生活压力、工作压力增大了，如果不能及时排解，经常喝闷酒、生闷气，对乳腺确实是一种伤害。现在社会上还有一种不良倾向，少部分人为了搏出位吸引眼球，花大价钱填充假体做隆胸术，对乳房实在是种摧残，是以乳房健康作为代价的。其实呵护乳房很简单，除了尽可能做个开心果不断释放压力，还可以定时对乳房做个小按摩，这不需要求助于医生，完全可以靠自己来完成的。只要掌握了一些小技巧，在十几分钟的洗澡过程中就可以完成。因为有些乳腺疾病早期是没有明显症状的，而对乳房的按诊会有助于提高乳房疾病的诊断。

按乳房的时候，一是要留心有无压痛，二是要留意有无肿块。注意按的时候要用手指平按，不能从两边挤捏，因为正常乳房里有乳腺小叶，千万不要把正常的乳腺组织当成肿块。另外，小孩子或者男性，在乳晕的周围、下面有个肿块是乳腺的正常发育。如果发现有肿块，要注意它的大小、形状、硬度、压痛、活动度，边缘是不是界线清楚，腋窝、锁骨下有没有淋巴结肿大。不是说摸到肿块就意味着不好的结果，比如像乳癖，也就是乳小叶增生，它和月经有着密切的关系，月经来了，就会有点痛、有点肿，月经过去了，肿痛一般就会消失。如果和月经没有明显的关系，这种肿块称乳核。有些哺乳期的女性，尤其是初产妇，会出现乳房的红肿热痛，那就是乳痈了。如果肿块的边界不清楚，高低不平，质地坚硬，就可能是乳癌。当然，最终的确诊就要交给医生了。

胸腹的按诊

古人强调按虚里来了解宗气的强弱。虚里指的就是心脏，是心尖搏动最明显的地方。正常人的虚里，按诊时心尖部位可以微微感觉到跳动，但不快不慢，有条不紊。生病后就可能出现心跳位置的移动，或增强或减弱。古人强调按虚里，现在其实主要是听虚里为主了，因为按诊毕竟没有听诊确切明了，而且很多人因为体形的原因也不容易触到。

两胁部位的按诊常涉及肝胆的问题。我们普通人一般情况下两侧肋缘下无压痛也触及不到内部的脏器。胁肋本身对内部脏器就是一种保护，像一副骨性盔甲一样令五脏深居其中而不轻易示人。一般体型特别偏瘦的人，在深吸气时肝脏可能会在肋缘下稍稍探出头来，会触到肝脏下缘，柔软而无压痛，属正常现象。除此之外，在肋缘下触到包块都属病态。

按脘腹其实就是对整个腹部的按诊。现在吃出来的胃肠病越来越多，对脘腹部的按诊显得非常重要。在脘腹部这块相对比较大的领地，脏器各居其所，所以清楚它的部位划分便于了解各脏器的疾患。心下或者剑突下的地方，是胃脘分属地；肚脐周围叫脐腹部、大腹部；肚脐的下面是小腹部；小腹部两侧是少腹部。知道了领地划分，接下来更重要的就是一旦出现压痛或疼痛，就要判断居住其中发病的脏腑为何方神圣了。比如，两胁下压痛，很可能是胃或肝的病变；肚脐周围有压痛，一般是小肠或脾的问题；小腹部压痛可能问题出在膀胱、胞宫；少腹、腹部两边压痛，可能是肠道、阑尾等的病变。如果在腹部后面，脊柱和肋角之间的肋脊角部位疼痛，多半是肾脏的疾患。明确病位还要了解病性，即寒热虚实。比如喜温喜按的一般为虚寒证，喜凉拒按的多属热证、实证。另外，长期便秘，左边的少腹部有时可能摸到里面有硬硬的疙瘩；或者憋尿久时，膀胱因充盈鼓胀而触及到。一般正常情况下是摸不到脏器的。

小柴胡汤证的患者，医生用手敲击其右肋胁，患者可能会感觉右肋弓下疼痛或压痛感。如果兼有剑突下压痛，可用柴胡桂枝汤；如果患者中脘压痛，可用大柴胡汤；如果患者在吃饭以后，中脘部位有停滞感，可考虑小柴胡配平胃散；等等。

肌肤的按诊

《诗经·卫风》有一首诗《硕人》，赞美卫庄公夫人姜庄"手如柔荑，肤如凝脂"，说的是美人十指纤纤如初春柔嫩的小草，皮肤白润细腻像脂膏一样。这里除了望诊之外，这种光滑细腻应该还包括触摸之后的感受。这皮肤的温凉、润燥、滑涩，甚至肿胀、结节、疮疡等的判断，临床上都是望诊、问诊和切诊相结合的结果。比如斑和疹的区别就是在于斑是不高出皮肤的，按之光滑，而疹则高出皮肤，按之碍手。气血旺盛的人，皮肤吹弹可破，用手捏一下肌肉很紧实，一松手就弹回去了，如果松耷耷地提起来一层皮，那就是脾气虚弱或津液不足的表现。

问诊里强调问寒热，强调的是患者的感觉；切诊里摸四肢胸腹温凉，注重的是客观指征。一般情况下，手脚发凉，寒证偏多；手脚发烫，则热证偏多。但这只是一般规律，临床其实复杂得多，如果手脚发凉，还要再摸摸胸腹部的肌肤，如果是灼热的，那就可能是真热假寒。中医有句话叫"热深厥亦深"，手足的冷，不一定就是表面看起来的阴盛阳虚的寒证，还可见于热证。反之亦然。

发热的患者，如果轻轻摸上去感觉有些烫手，停留一会儿反而不太热了，这表示病位浅，热在皮肤。反之，刚开始轻轻放上去，没有明显烫手的感觉，但按的时间越久，热感反而越明显，中医有个特别名称叫身热不扬，说的就是这种感觉。再加上汗出不解、渴不多饮的症状，就是湿温病湿热缠绵、蕴结在里的典型表现。

另外手心、手背的热度的对比也有诊断意义。如果手背的热重些，一般认为是外感的表现；如果是手足心热，按之烫手或者是患者自觉症状更明显，那多半是阴虚火旺的内伤发热。

　　按腧穴，主要是通过按压身体的某些特定的反应点或区域，来达到判断，甚至治疗某些疾病的方法。窃以为，按腧穴乃至针灸并非只限于针灸专科才能用到，懂得针灸腧穴的一些相关知识和技能，可以大大提高临床应用的范围和疗效。清代名医徐灵胎说过这样一句话："不明外治之法，服药虽中病，仅得医术之半耳。"

　　《红楼梦》中第五十七回说到宝玉听紫鹃说林黛玉要走了，一下子发痴昏了过去。李嬷嬷用手在他脉上摸了摸，然后在唇上人中穴用力掐了两下，宝玉就苏醒过来了。李嬷嬷并非行医人，但掌握了按腧穴的急救穴位和基本要领，就派上了用场。其实正像人们说的世上没有无缘无故的爱与恨一样，人体同样没有无缘无故的结节或肿物，腧穴其实就是经络之气血灌注、流通、输布的一个无形通道。哪条经络或脏腑出了问题，就会在经络运行通路上出现各种表现形式的阳性反应物，比如摸到结节、条索状物或出现明显压痛、疹点等等。一般来讲，穴位隆起、结节、条索状物或有络脉为实证，按之虚软为虚证。如按压双侧足三里穴（在小腿前外侧，当犊鼻下3寸，距胫骨前缘一横指。见图5-11），按之虚软或凹陷则胃气虚。左侧肝俞穴（在背部，当第9胸椎棘突下，旁开1.5

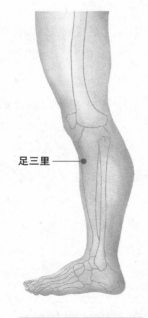

图5-11　足三里穴

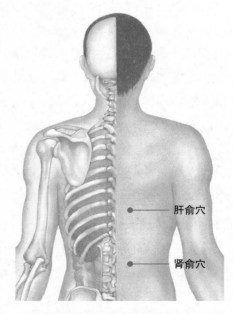

图5-12　肝俞穴和肾俞穴

肝俞穴

肾俞穴

足三里

寸。见图5-12）按之隆起证属肝火；肾俞穴（在第2腰椎棘突旁开1.5寸处。见图5-12）、太溪穴（取穴时，可采用正坐，平放足底或仰卧的姿势。位于足内侧，内踝后方与脚跟骨筋腱之间的凹陷处，也就是在脚的内踝与跟腱之间的凹陷处。见图5-13）按之凹陷肯定肾虚。龋齿牙痛，按阳溪穴（位于人体的腕背横桡侧，拇指向上翘时，当拇短伸肌腱与拇长伸肌腱之间的凹陷中。见图5-14）上3寸会有条索状物伴明显压痛，拇指代针按压，快则数秒，慢则三五分钟，会起到缓解的效果。

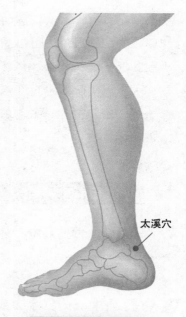

图5-13 太溪穴

寻找敏感点，还有一个方法就是耳诊法。可以用不太尖锐的火柴头或棉签棒去均匀按压耳朵整个区域，来寻找相对敏感或有压痛的点。如果哪里的反应强烈或异常，对照耳穴的反射区，就可找出对应的脏腑或器官，病位也就确定了。有的人经常在耳穴上敏感处贴一些王不留行子进行持续性的刺激，可以起到一个保健或治疗的作用。

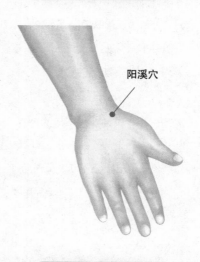

图5-14 阳溪穴

对于肌肤、肢体出现的肿胀，有人会觉得纳闷：为什么我的腿肿用手一压一个坑，不容易起来，而有的人腿肿用手按下去后一下子就恢复了。这其实涉及水肿的两个方面，一个是气肿，一个是水肿。水肿按下去的凹陷不能马上弹起来，需要长时间恢复，而气肿的凹陷很容易短时间内恢复原状。

这里补充一个肺气肿的简单诊法。一般来讲，肺气肿的临床症状以有慢性支气管炎史、气短、动辄气急为主，一般均赖听诊、X线透视作为诊断依据。有一简便的诊断方法，即观察患者大拇指的变化，若指腹松弛，按之凹陷若瘪，可以断之无疑。因手太阴肺经之脉，至大指内侧边少商穴处，大指赖肺经经气濡养，肺主一身之气，气行则血行，肺气肿之形成，每因肺气不足，不能将精微输送于末梢，五指之中尤以大拇指最为丰满厚实，并易于察觉。此法为老中医朱锡麒所示，用以临床屡试不爽。

切诊如何判断孕妇何时临盆

我们前面提到了通过切诊如何判断怀孕，那怀孕了之后何时临盆有没有什么诊断指征。按理说这不关一般老百姓的事，由医生来判断最准确，但有时候真的是皇帝不急太监急，家人数着指头算好日子，感觉像要生了，结果全家总动员弄到医院里，等了几天小家伙又"潜伏"没了动静。很多家人就这样折腾来折腾去。这里我们有一种简易的方法来对产妇临产之前做一个监测，大家可以试之临床，作为参考。诊查部位：孕妇两手掌面中指第二节及末节[①]（手指端）。注意，诊查时按中指腹面正中。诊查方法：医者用手指按触孕妇中指，从中指上微细血管搏动的情况候出临产时间。若搏动强而有力，来去充盈圆滑，为临产2周之兆；若搏动已过中指二节横纹而至末节，为尚有10日即将临产。在末节中，可分为上下两段，与二节相连部分为下段，指端为上段。若于下段搏动明显，可知为5～10日内临产，上段搏动明显，可知临产期为5日之内；若指端（中冲穴）搏动明显，则为即将临产之兆。这个时候就要将产妇送产房待产了。

案情回放　老人夜间多尿症医案[②]

某男，68岁，1935年2月20日初诊，在某医院被诊断为肾脏萎缩和肠炎并进行治疗。患者主诉夜间多尿（5～10次）和腹泻，因而影响睡眠。若饮酒50克左右，则尿次数减少，能够入眠。大便开始是软

① 陈彤云. 燕山医话. 北京：北京科学技术出版社，1996.
② 大塚敬节. 汉方诊疗三十年. 北京：华夏出版社，2011.

便，后面是水样便，无腹痛和里急后重。无浮肿和口渴，食欲尚可。舌湿而苔白。腹诊心下痞硬。根据以上症状，给予附子理中汤。2月27日二诊，长期腹泻的大便已经成形，胃肠感觉舒服。芤脉略变得紧凑，心下痞硬减轻，但尿的次数未减。将附子以外的药物各增加1克，给予7剂。3月9日三诊，诉之前腹泻数年，目前大便开始变硬，变成每天1次，心情舒畅。但是数天前出现浮肿，并且小便次数仍多，有时甚至1小时数次，心下痞硬已消失，于是改方肾气丸。

✂ 切诊点睛　对于夜间多尿症，如果是老人多用肾气丸，但因为全无口渴和口干，而有腹泻和心下痞硬症状，便否定该证，而且肾气丸的腹证为少腹拘急（下腹部的腹直肌痉挛呈绷紧的状态）或脐下不仁（脐下丹田处呈无气力状态），也不符合。心下痞硬和腹泻多见于甘草泻心汤证，但甘草泻心汤证并无夜间多尿。腹泻和夜间多尿虽可见于真武汤证，但不符合真武汤证的腹证（腹部膨满但尚软，多于脐上正中线部位轻轻按巡皮下可触及铅笔芯状硬物）。《类聚方广义》理中汤条云："老人每至寒暑时，下痢，腹中冷痛，沥沥有声，小便不禁，心下痞硬，干呕者，皆为难治证，宜该方。若恶寒或四肢冷者，加附子。"心下痞硬的腹证消失后，虑及年龄改方肾气丸。

✂ 经典读白　胸腹为五脏六腑之宫城，阴阳气血之发源，若欲知其脏腑何如，则莫如按胸腹。（《通俗伤寒论·按胸腹》）

胸腹部就像一座宫城，里面住着五脏六腑这些大小"官员"。内在脏腑发生病变均在体表有所反映或显示。通过切按腹部不同部位可以探知体内脏腑病变虚实。比如腹部胀满疼痛，喜按叩之鼓音，为腑气不通；如腹部胀满，按之如囊裹水则为水气；如按胁下胀满无痛，便秘或便溏则为脾失健运，升降失司；如按少腹，右少腹痛剧拒按为肠痈；两少腹按之痛甚，为妇女胞宫之病变；按小腹拘急疼痛、尿频尿急，为湿热下注膀胱；等等。凡是腹部病证，一定要及时切按，方便诊断病情。

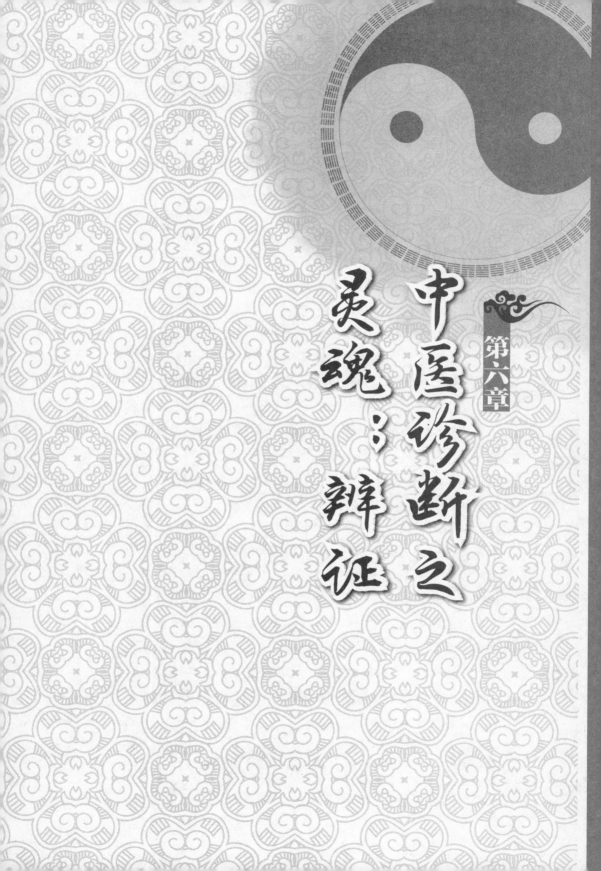

第六章

中医诊断之

灵魂：辨证

唐代《咏雾》云："氤氲起洞壑，遥裔匝平畴。乍似含龙剑，还疑映蜃楼。"像雾这种天气现象，在预测晴雨方面来说，春夏秋冬不同时段可是大不相同的。"春雾太阳夏雾雨，三朝大雾发西风。"就是说春天如果看到雾，预示着天气一定会晴朗；夏天出现雾，则预示着要下雨了；而冬天如果出现雾霾天，要做好添衣加被的准备，因为气温要下降了。

观天象对中医辨证有什么启示呢？我们说它和中医辨证有着异曲同工之理。同样一个病，其证会现千变万化，要想药到病除首先必须辨证正确。一个感冒，不同的人来看病，医生可能施以不同的方药。比如有人出现打喷嚏、流清涕、恶寒怕冷，按风寒表证来处理；有人出现发热头痛、嗓子痛，按风热表证用药；若感冒后出现了头身困重、大便溏薄、舌苔厚腻，那要考虑夹杂了湿邪的因素。反过来说，一个腹泻多年身体虚弱的患者和一个发热数月百般求治无果的患者，中医却处以同一张方补中益气汤而显效。刘渡舟老先生在治疗肝炎患者、糖尿病患者、慢性肠炎患者时，当患者出现了口干、便溏、情志不遂等症状后均采用了柴胡桂枝干姜汤而显效。为什么？同样的疾病却治法迥异，而不同的疾病却治法相同。这是中医里非常经典的同病异治，异病同治。而贯穿其中的就是中医的灵魂部分辨证论治过程。

这里"证"指什么？"辨证"究竟"辨"的什么"证"呢？这个问题其实争论了很久，就像每个中国人都有自己理解的"幸福"一样，可以说每个中医人心中都有一个自己理解的"证"。有人认为"证，就是证候群，是整个外现性病象的总和"[1]。有人认为"证是对患者机体当时各个症状和体征，按照八纲进行综合归纳后，经当时整个机体疾病状态所做的一个总的评定"[2]。《辞源》："证，亦供证据之意，晋书范宁伟，宁据经传奏上，皆有典证。"秦伯未[3]认为："证是证据，是现象。"方药中[4]亦持同样观点："辨证论治，就是综合、归纳、分析有关患者发病，包括临床表现在内的各种证据，并从而据此做出诊断和治疗。"从这个方面来说，证要比"症"包含的内容宽泛得多。它包含了

---

① 朱颜. 中国古典医学症候治疗的一般规律. 中华医学杂志. 1954（9）.
② 孙世荃. 辨证论治和机体反应性问题. 中医杂志. 1962（1）：2-5.
③ 秦伯未. 中医"辨证论治"概说. 江苏中医. 1957（1）：2-3.
④ 方药中. 辨证论治研究七讲. 北京：人民卫生出版社. 2007.

疾病发生的综合证候群，此外还概括了产生疾病的各方面因素和条件，包括病因、病性、发病趋势，结合地方风土气候及患者年龄、性别、职业等情况。关于对"证"的争论就如同一场关于信仰的争论，可能会一直持续下去，但有一点是明确的，对病位和病性的辨识，是中医辨证的关键。那就是如何在认真分析病机的基础上进行辨证论治的问题，其中，辨证的过程就是找寻到疾病发生的本质。

中医就像一个耄耋老者，经历了几千年的风风雨雨，在辨证方面积累了丰富的经验。不同的历史时期，中医形成了不同的辨证论治体系。比如针对外感发热性疾病为主的六经辨证、卫气营血辨证和三焦辨证；针对内科疾病为主的脏腑辨证；用以指导针灸临床的经络辨证以及最为基础的八纲辨证。这么多的辨证，怎么一下子全弄明白，或者说临床上面对一个患者，究竟运用哪种辨证手段从哪里入手？其实中医的辨证归根结底，都是围绕两方面来进行的，一是性质（病性），二是部位（病位）。不管你采用哪种方法如何辨，最后的辨证的落脚点关键就是这两点。首先我们需要把这些辨证方法都弄懂了，中医辨证的家族众多，这里我们抛砖引玉简要谈谈其中的"四大家族"，先从八纲辨证讲起。

☯ 八 纲 辨 证

八纲，是中医诊断疾病所依据的八条最基本的纲领，分别是阴阳、表里、寒热、虚实，其中阴阳为总纲。这里我们主要先从表里、寒热、虚实谈起。

❖ 辨表里

说起辨表里，可能很多人哑然失笑：这表里还不好分么，用得着辨么？其实辨不清表里的情况时有发生。比如临床上一见到发热的患者不管三七二十一就用抗生素药物或板蓝根、大青叶等一大堆苦寒的药物来

"狂轰滥炸"，就是不辨表里的做法。辨表里，要明确一点，就是辨别病位深浅和病势进退的纲领。从广义概念上来理解，表里是相对的，皮毛筋肉放一起比较，皮毛是表，筋肉是里；筋肉六腑相比，筋肉是表，六腑则是里；六腑五脏相比，六腑是表，五脏是里。可见表里是一个相对的概念，越往外越表，越往内越里。作为病位来说，可以把躯壳体表的问题说成是表，把脏腑的问题说成是里。其实表里之中还有一个半表半里。总之，表、里、半表半里三者为固定的病位反应。也就是说，不论什么病，就其病位反应来说，或为表或为里或为半表半里，虽有时也会三三两两组合出现，但绝不出三者之外。另外我们必须指出的是，病邪反应的病位和病变所在的病位是不同的。就是说即使病变在里，但有可能病邪集中反应于表位，"有居内者，必行诸外"。如阳斑会出现高热昏迷，病位是在里的。而局部出血和血小板减少形成的紫癜，中医称之为阴斑，它的主要表现就在皮下，不能理解成表证。

我们临床上比较重视非常有价值的表里证的辨识，是在诊治外感病时对病位表里的判断。从病势上来看，外感病由表入里则预示着病势发展、病情加重；相反，如果正气足邪气从里往外跑，则是病情好转、病势减轻的现象。

这里举个例子，大家都知道，人体受了寒气之后就会打喷嚏，其实这就是人体驱邪外出的方法，如果能把这个过程进行得再彻底一些，寒邪排出去了，感冒自然迎刃而解。通常西医的一些感冒药看似缓解症状，不让你打喷嚏、流鼻涕，其实是强行将寒气这只"老虎"囚禁在体内不得释放，是抑制身体排寒气的做法，人体反而会更难受。其实有一个非常简单而实用的方法，就是"探鼻取嚏法"，也就是人为地促发打喷嚏助其排寒气。用稍有点硬度的纸捻贴着鼻内上壁插入鼻孔反复刺激，连续几个喷嚏后，身体会微微汗出，鼻涕也会出很多，再补个觉，醒来症状基本上缓解得差不多了。

今天我们的生活比较安逸，所患的疾病多以内科病证为主，病位大多在里，不像战争、饥荒频发的古代，外感病、传染病发病率比较高。一部《伤寒论》，太阳病就占去了三分之一，足以见证外感病的高发。辨表里之所以重要，是因为表里证的病因病机、治则治法都是截然不同的。表里辨识不清，就会影响治疗的有效性。

（一）表证

一分恶寒一分表证。表证在八纲里是一个非常典型、比较有特征性的证。如果说其他几个证都是戴着面纱遮遮掩掩的，表证是能够撕下面纱清楚示人的。那么出现什么样的表现就可以判断是表证呢？最重要的就是出现恶寒，这种恶寒是即便盖上厚棉被，穿上厚衣衫都不能缓解怕冷的感觉。但凡见到恶寒的症状，就是具备了表证的最基本要素。正所谓"有一分恶寒便有一分表证"。只要患者存在一分怕冷的感觉，就存在一分表证的可能性。如果一点恶寒的感觉都没有了，那表证也就不存在了。所以，恶寒是辨别表证的必然症状。有人说了，表证不是应该有发热么？我们说发热对于表证来说不是一个必然出现的症状，是一个可有可无的症状，但恶寒是必须有的。如果将表证比喻成身体，那恶寒就是一件衣服，而发热就像衣服上的饰品，衣服必须穿，饰品可佩之也可弃之。所以诊断表证，可单纯地出现恶寒或恶寒发热同时存在，这是非常重要的依据。

除了恶寒发热外，表证还容易见到脉浮流涕、鼻塞喷嚏的症状。脉浮是医生摸出来的，其他都是患者自己的感受。脉浮很重要，它表示脉象非常表浅，手刚接触寸口皮肤即感到脉动有力，而用力按压反而力度变小。这是正气奋起抗邪在表的征象，正邪抗争基本上还停留在国境线上。如果不是浮脉，而是脉渐渐变沉了，那就是正不抵邪，边关失守，邪气长驱直入变成里证了。有的人还会出现头痛、身痛、嗓子痛，但这些症状不是表证的特征性症状，也就是说这些症状也可能出现在里证。舌象一般变化不大，舌淡红苔薄白或者薄黄，基本上接近正常舌象。

当然，如果表证的症状都具备了，我们还要了解一下这些症状出现的原因，通过问诊要知晓出现这些症状前有没有受凉、淋雨等感受外邪的病史，结合发病突然、病情轻、时间短的发病特点，基本就可以判断是表证了。

（二）里证

如果用排除法的话，除去表证的那些证候表现，剩下的就是里证

（或半表半里证）了。里证不像表证那样症状单纯清晰，里证包含的症状太多了，我们没办法把里证的所有症状像清单一样列出，它主要以脏腑症状为主要表现。比如咳嗽气喘，一般是肺的问题；腹痛拉肚子一般是胃肠的问题；心慌、心悸一般是心的问题，尿频、尿急、腰痛一般是肾膀胱的问题；等等。形成表证的原因一般是感受外邪，但形成里证的原因那就多了。表证不解入里形成里证是一种原因，外邪不经过皮毛直接进入到脏腑即外邪直中是第二种原因，再加上情志内伤、饮食劳倦、脏腑气血功能紊乱等都会呈现出不同的表现。相比较表证来说，里证相对起病缓一些、病程长一些、病位深一些、病情重一些。

这里特别要提提情志内伤。"喜怒不节，则伤脏""喜怒伤气，寒暑伤形"，这都是《黄帝内经》里讲到的。我们说在战乱年代，人们外感疫疠病多见，现在这个相对富足和平时代，更多以内伤杂证为多见。当代社会的生活节奏快，我们经常听到"压力山大"的声音，很多人得病起于长时间的情志失和、精神压力。随着社会的发展，高速度、高竞争、高压力像三座大山压得人几乎喘不过气来，以致心理脆弱不堪一击，心理疾患不断升温，人的精神状态常陷于水深火热之中。要知道，外来寒暑只伤人形体，而情志不节是伤人脏气的。比较起来，伤脏气比伤形体要严重得多。《素问·举痛论》讲："怒则气上，喜则气缓，悲则气消，思则气结，惊则气乱，恐则气下。"

1. 怒则气上

怒则气上，就是人大怒后气会上逆，怒发冲冠强调的就是一种气的上逆。临床上经常会遇到血压高的老年人，本身血管不好有点动脉硬化，一生气一发怒，气血往上涌，结果突发脑溢血。《素问·生气通天论》有一句话："大怒则形气绝，而血菀于上，使人薄厥。"《三国演义》里三气周瑜，他每次发怒时大叫一声、昏倒马下、呕吐鲜血的症状完全符合中医所说的"薄厥"。

2. 喜则气缓

喜则气缓，喜乐过度则使心气涣散不收。在正常情况下，喜是对身体有益的一种良性情志活动，笑一笑十年少，它能起到缓解精神紧张、舒畅情绪的作用。但是一旦喜乐过度或是暴喜则会导致心气涣散、神不守舍、精神不集中、失神狂乱，甚至神气消亡而死亡。在《说岳全传》中，牛皋因生擒了金兀术而过度兴奋，最后大笑而亡，正是暴喜过度导致心气耗竭的悲剧。一般心脏病患者，遇到什么特别兴奋的事，比如拿了一手好牌千万不能高兴过头。每年世界杯的时候都有球迷因为情绪过于激动而突然心脏病发甚至死亡的报道。

3. 悲则气消

悲哀可以使气消沉、精气耗散，所以在悲哀情绪过后，人往往会觉得软弱乏力、精神疲惫。《灵枢·本神》有句话："悲哀动中者，竭绝而失生。"意思就是悲哀过度会影响心肺的功能。

4. 思则气结

"思则心有所存，神有所归，正气留而不行，故气结矣。"思虑过度不是指一般的思考。举个例子，关于牛顿请客的故事大家都听说过。有一次，牛顿请朋友吃饭，饭菜都准备好了，牛顿突然想到自己还有一个实验没做，便提出让朋友等一下，自己去实验室做实验去了。过了好久，牛顿还没出来，朋友左等右等，肚子饿得"咕咕"叫，见牛顿还不出来，便自己先吃了，吃完后，朋友们各自散去。这时，牛顿想起"吃饭"这两个字，起身出去一看，桌上只有空饭碗和一些鱼刺。牛顿说："哦，原来我已经吃了。"说完，又回去做实验了。从中医的角度来看，这已经蕴含了"思则气结"的成因，当然未伤及正气，尚未形成病态。牛顿一直专注自己的实验，气血集中于一处，也就难怪对周遭的事物不闻不问了。此外，思为脾中精气的运动变化所生，过度思虑会损伤脾中精气。而脾中精气最主要的功能则是对饮食的运化，所以过思常会导致人体的消化吸收功能下降，出现胃脘胀闷、纳食不香、嗳腐吞酸等胃肠动力迟滞的症状，中医称这种迟滞为"气结"。《红楼梦》中林黛玉经常吃不得饭、睡不得觉，形体消瘦。思则脾气郁结，吃不下饭；思则心神之气郁结，夜不成寐，非常符合中医讲的"思则气结"。

5. 惊则气乱

打仗时受到突袭的那一方，会惊慌失措作鸟兽散，四处奔逃，这就是"惊"的后果。人体受惊亦如此，因情志刺激会直接导致体内气机紊乱。在受到惊吓时，我们会出现心悸心慌、心神不定等反应。正在房事的夫妻突然遇到有人闯入受惊之后，男方可能会因此出现阳痿，这也是情志致病的一种表现。

6. 恐则气下

在电影或电视中，我们常会见到一个人因极度恐惧而出现大小便失禁的场景，这就是因为恐导致气机下陷的结果。

我们谈这些情志变化，是因为七情内伤对人体脏腑以及精气运动状态造成的影响越来越多见，在临床辨证过程中要引起足够的重视。

（三）半表半里

半表半里正好处于表里之间的一种"骑墙"状态，也就是表也有一些，里也有一些，有点像寓言故事里的那只既像鸟类又像兽类的蝙蝠，两边都沾点边。在中医四大经典的《伤寒论》里将其列入少阳病证。原文这样说："伤寒五六日，中风，往来寒热，胸胁苦满，默默不欲饮食，心烦喜呕，或心中烦而不呕，或渴，或腹中痛，或胁下痞硬，或心下悸、小便不利，或不渴、身有微热，或咳者，小柴胡汤主之。"无论伤寒和中风，在五六日的时候，一般这个病要由表传入半表半里。"往来寒热""胸胁苦满""默默不欲饮食""心烦喜呕"这四大表现，就是少阳证半表半里证的主要证候。那四个证候之外有好几个不同脏腑表现的或然证，其实是有深刻含义的。它提示你，这个半表半里的部位是诸脏器的所在，邪热如果郁结在这个半表半里部位，能够影响很多脏器，出现各种不同的病理表现。半表半里是一个门槛，正和邪势均力敌，在这里形成拉锯战，推推搡搡，进进退退，所以出现了往来寒热。一定程度上来讲半表半里其实就是表里同病的交集。

（四）由表入里邪内陷，自里出表驱邪出

疾病的发展过程，就是邪正两股力量较劲博弈的过程，因彼此力量的盛衰和博弈战场的深浅程度的不同，就会显示出发病的不同阶段，这种可用表里来区分。表证，一般病理损害较浅，病势较轻；里证，一般病里损害较深，病势较重。表里虽说没有固定部位，但具体到一个人身上，是有具体部位可指的。

外感病，如果没有控制住发展的势头，比如表寒证开始出现"寒中肠胃"之腹痛便溏，表热证继续出现"热邪犯胃"之烦渴便干，均说明疾病有深入的苗头。如果出现里证而表证不罢，如"寒客于经""寒阻膜原"，那是邪处骑墙状态。里证具备而表证已经消失，如"热结胃肠""寒入心肾"，那表明病邪长驱直入了。

表邪传里，一般都是按一定规律依次传入的，虽然有皮肤、口鼻的不同，但都由经络、膜原传入脏腑的，当然这些传入的途径细分还有表里。邪气入里形成各种里证之后，经过治疗后正气恢复，驱邪外出，还可出现表证。出现表证，而里证尚存，为病有外出之转机。表证已具而里证随之消失为邪复还表。感觉有点绕，其实就是这个理。就像家里防护不严，有小偷入室，可以理解为由表入里；如果被主人发现将小偷赶出门外，那就由里出表；如果小偷犹豫不决，想闯入又怕主人在家，撒吧又有些不甘心，这种状态就可以认为是半表半里。当病邪入里出表，均须经过半表半里阶段，反映出半表半里证。任何病出现半表半里证时，其实都是疾病发展变化的转折关头。这个时候要抓住时机，一鼓作气使病邪外透，反之弄不好就会开门揖盗，邪深内陷。如果患者本身就有病根子，遇到外感引发出现里证，那就不属于"由表入里"，而是"自里透表"，称为"伏邪外透"。虽有外感病，但与一般外感病的传变不同。但凡内有寒热痰湿的，如果皮肤上出现了疮痈局部病变，皮肤红肿痒痛流水，但没有烦热等全身症状，可以认为是"自里出表"；相反，如果疮毒色暗内陷，患者伴有烦躁神乱，那就是病势深入的征兆。

我们说脏腑主病一般属里证。但对于脏腑本身而言又有相对表里之分，脏属里，腑属表。如果胃热壅盛，上扰心神，出现神昏谵语，为腑邪犯脏，属于病势深入之兆。肺热下迫出现便泻臭秽、肛门火烧火燎，为"脏邪出腑"，有自里出表之义。所以，疾病的表里出入代表着邪正力量的相互牵制，其结果如何可以对病势做一预测。所以《金匮要略》里提到"脉沉身冷"为"入脏"，入脏则死；"身和汗自出"为"入腑"，入腑即愈，即是明证。

表证、里证与半表半里证的对比详见表6-1。

表6-1　表证、里证与半表半里证的对比

病 位	寒 热	主 症	舌 象	脉 象	病 机
表证	发热恶寒同时并见	以头身疼痛，鼻塞或喷嚏等为常见症，内脏症状不明显	舌象变化不明显	多见浮脉	外邪遏表，卫气失宣
里证	但热不寒但寒不热	以内脏症状如咳喘、心悸、腹痛、呕泻之类表现为主症，鼻塞头身痛等非常见症	舌象变化明显	多见沉脉或其他多种脉象	邪气盛实，精气亏虚，阴阳失调
半表半里证	寒热往来	胸胁苦满等特有表现	舌象变化不明显	多见弦脉	邪正交争，枢机不利

　　总的来说，外感病辨表里的意义比较大，因为你要跟进它是向着治愈的方向发展还是由表入里发生变证了。而内伤病不必辨，因为它就是里证。当然临床上见到的比这些要复杂多了，有的既无明显表证也无明显里证，但变法活用可借用表里法，比如下肢的慢性肿疡。有的表证未解，内热已盛，表里同病，当清里透表，宣上通下，表里同治。所以临床上见到的很多时候是错综复杂的。

🐟 案情回放　风温证医案①

　　田某，男，73岁。10天来发热，头痛，咳嗽，喉痛，经大队卫生所医生治疗，服清热解表剂加大黄等，大便一天泻数次，两天后病情加重，转某医院治疗无效，应邀会诊。刻诊：发热、头痛，但热而不恶寒，头上出汗，下身无汗，口干发渴，咽喉干痛，食欲大减，烦躁失眠，全身困重，大便头干，小便黄热，精神不振，咽喉中觉有痰扰，咽物不利，时而微咳，鼻孔干燥等。检查：脉数有力，舌质红，舌苔薄白少津，体温39℃。营养欠佳，卧床不起已7天。首诊处方用白虎汤合银翘散加减，二诊时：热清，病情好转，脉沉而数，舌质红

———————————
① 王寿亭，王现图，张志兴，等. 临证实效录. 郑州：河南科学技术出版社，1982.

赤，苔转黄腻，大便转秘，体温37.5℃，改服大柴胡汤，表里双解。
三诊：服药两剂，大便每天解两次，小便仍黄，发热大减，喉痛亦轻，饮食增加，体温37℃，脉象虚数无力，舌质红，舌苔薄而微黄，口干发渴亦轻，但头晕、咽干、乏力。以增液汤加味清解余热，三剂后诸症消。

辨证点睛　从此案情回放我们可以看到因辨证失误失治，而导致疾病表里转化。此证属风温证，病位在表，但治疗上却误用大黄攻下，使邪陷入里，由卫分进入气分，卫气同病。辛苔还薄白，尚有由气透卫之机，辛凉平重剂合用，冀热清津复。然二诊时由于热势发展迅速，脉转沉数，舌质红赤，苔转黄腻，大便成秘，表热未清，里热已成，证变法变，用大柴胡表里双解。最后以养阴清热法而收功。

经典读白　发表不远热，攻里不远寒。（《素问·六元正纪大论》）

这句话是强调"表里法时而治"的思想。我们经常讲天人相应，人活在天地之间，与大自然关系密切，所以临床用药要考虑到季节气候的特点，炎夏酷暑不宜妄用温热药，严冬腊月又当慎用寒凉药，这是常法。但任何事物又不是绝对的。如感受风寒表邪，邪在表，当用辛温之麻黄、桂枝以解表，虽夏令之热也不避忌；如实热郁结于内，须用大黄、黄芩、黄连、芒硝以攻之，虽冬令之寒也不忌讳。所以张景岳说："中于表者多寒邪，故发表之治不能远热，夏月亦然；郁于里者多热邪，故攻里之治不能远寒，冬月亦然。"所以面对一种疾病，可以参照时令之寒热但又不能拘泥其中，病证的辨别还是最关键的，辨清了则有是证用是药或用是方，自然不会错。

辨寒热

（一）容易嗓子痛和拉肚子的原因

　　寒热是讲病性的。一般来讲受了寒邪表现出寒象，受了热邪表现出热象。就像一个温度均衡的玻璃杯子，倒入热水杯子就会发烫，倒入冰水杯子就会变冷。这个温度均衡的杯子就是一个阴阳相对平衡的人。但如果此人平时就偏热性体质，吃点稍热气的东西就容易上火嗓子疼，那么感受了寒邪之后很快也容易热化。而一个平时就容易怕冷稍吃点凉的容易拉肚子的人，感受了六淫邪气之后容易寒化。就像一杯凉水倾倒在热锅里，凉水很快变热，在中医来讲这就属于从化理论，外邪固然可以引起疾病，但更强调内因的重要性，就像哲学上说的外因通过内因而起作用。所以像西医那样感冒发烧后不分寒热都是一种整齐划一的处理方式很显然是不合理的。也就是说病邪有寒热，这只是外因，人体感受邪气之后要经过人体内化之后表现出另外一种病象，这是致病因素和机体的一种反应性相互作用的结果，是两方面因素构成的。比如说吧，在太阳底下待得久了容易中暑，吃的东西太辛辣了容易口舌生疮，这个我们都容易理解，而有时候感受的可能是寒湿之邪，但寒湿之邪在外围，体内的阳气越积越多，尤其当遭遇的是一个阳气相对亢盛的人，就像靠着一个火炉子，寒湿都会渐渐化热，这个寒湿就被机体活生生改造了，这时候病性完全就变了。所以，你不能只见病不见人，人的体质有常有变，或阴阳平衡，或偏于阴盛或偏于阳盛。如果阴阳平衡之人，每遇到寒邪则生寒，热邪生热；偏于阴盛者，不论邪之寒温，皆多化寒；偏于阳盛者，不论邪之寒温，皆多化热。

（二）"炎"字并非两把火

　　不仅如此，有些寒热并非是受了外邪所致，比如吃一大堆生冷之品，寒从中生。热那就更多了，脾气大、点火就着的人就偏肝火旺，饭量大、消谷善饥的人就偏胃火旺，你说他受了什么火热之邪那就不对，是他本身内部的原因。

拿肝炎来举例，现代医学认为是肝炎病毒所致，药理研究又认为板蓝根、大青叶等有抗病毒作用，因此误认为这些抗病毒药是治肝炎的"常用药""有效药"，不加辨证地用于肝炎治疗。其实说是肝炎，并不是炎字表面理解的"两把火"那么简单，尤其是慢性肝炎，并不都是热毒，许多慢性肝炎属于脾虚或寒湿，治疗上应该补气健脾或温化寒湿，一味地清热解毒只能使病情缠绵难愈。还有很多人单用五味子降转氨酶，我们也要在脑子里打个问号，如果有效也要分清楚是什么类型的转氨酶。五味子酸温而敛，补肾助水，有碍湿邪之排出。故凡属湿热内蕴而致的肝病，虽然转氨酶值增高，也不能因此滥用，可考虑龙胆草、虎杖这些清热利湿之品，五味子偏于虚证多些。

"寒之而热者取之阴，热之而寒者取之阳，所谓求其属也"。一个咳嗽出现了咽喉肿痛就可以判断为风热犯肺，而流清涕恶寒则可以判断为风寒袭肺，但如果用寒凉的办法对付热证，热势却反而高涨，那说明此证为寒证并非热证。一个风寒感冒的患者，本身热势较高，但同时伴有恶寒怕冷的表证，这时候如果按照里实热证来治只能越治越重。另外真阴不足的患者发热后是不能用苦寒药物的，就像真阳不足的患者出现怕冷是不能用过于温燥的药物是一个道理。

临床上的表现可没有寒是寒、热是热这样截然分开，更多时候是寒热错杂在一起，按理说水火不容，怎么可能寒热同处一体呢？是的，人体就是这么一个大"杂烩"，而且这种情况并不鲜见。比如夏天里人们很容易形成"寒包火"的证候。从夏日炎炎的户外一下子进入凉飕飕的空调房里，正在出汗的毛孔一下子紧缩了起来，正在出的汗也不出了，热被寒气郁遏在体内。如果人体调节机能出现问题就可能出现外寒内热的症状。如果因为感觉炎热，再吃大量的冰镇冷饮，那里里外外都充斥着一团阴寒之气，这也是为什么大热天更容易受寒中阴暑的原因。

（三）不是松柏体，切莫冬泳去

这里还要特别提一下冬泳。冬泳就是在三九天去游泳。我们看到很多人都是赤膊上阵的，在我们被他们的勇气折服的同时，也有一个问题需要提出来：冬泳的寒气会不会伤阳气？首先我们说，人体的适应性是非常强的，北到寒冷的北极，南到酷热的赤道，都有人居住，而且生活得还很好，北极的人未必阳虚，赤道附近的人也未必阴虚。但这里有个前提，要经过一个漫长适应的过程，是可以面对很多严酷的环境的。真正游冬泳的人，是要有一个过程的，比如开始先用冷水擦身体，适应了，然后再到室外，沾点水，逐步变成可以下水了，这个过程，就是人体的适应过程，并不是一下子就跳进冰冷的水里去，否则心脏哪受得了，心脏是受伤最深最重的！所以在冷水浴的时候，人体的血管要经过几个收缩和舒张的循序渐进的过程，这其实是对血管的一种锻炼，很多长期冷水浴的人心脑血管都很健康，就是逐渐把身体调试到可以抵抗寒冷的状态。人体为了适应，加强了抵抗能力，本来很弱的防御系统，被增强了。中药里有一味大热的药叫附子，它生长的环境，反而是山沟里最阴冷的背阴面。其实就是一个证明，你首先得能把自己锻炼成松柏一样的体质，才能耐得住严寒的考验，如果达不到，那就不要先行先试。

（四）寒热真假看小便

中医里有一句话叫"热深厥亦深"，说的是一种寒热并见真热假寒证。一方面内热炽盛，胸腹灼热、口渴引饮、脉数有力，这反映了邪热内盛；但另一方面手脚冰凉、面色紫暗，看上去又似乎有寒象的表现。为什么里实热证会出现四肢厥冷的症状？我们都知道北方冬天要烧水暖，但如果出现了暖气片的冷热不均，很大程度上是在热气输送的过程中出现了拥堵不通的现象，水暖不能正常输送，热气过不去的暖气片摸上去自然就是凉的。阳气郁闭在一个地方不能外达，就像四车道变两车道，车辆全部都拥堵在那里。阳气郁闭得越严重，四肢厥冷得就越厉害。古人称之为阳盛格阴，字面理解阳气太严重了，把阴格在外面，其实这个提法细推敲起来不严谨，实际上是阳气自己把自己"格"住了，挤在那里动弹不得，是自己和自己过不去，不关"阴"什么事，"阴"是躺着"中枪"了。

还有真寒假热证，里面是真正的寒证，但是寒极似热，表现出了一些热的症状。比如说，自己觉得发热烦躁、咽痛肢冷、大便难解。但仔细分析，面红如妆，面部两颧像涂了妆一样微微泛红，但整个面色是白的；不仅四肢是冷的，胸腹部摸上去一点都不热；咽喉虽痛但并不红肿，口干喜热饮；虽然大便难解但并不干燥，甚至下利清谷；等等。从本质上细细分析，阳衰阴盛，虚阳浮越，就是一个阳气不足的虚寒证。阳气虚衰阴寒太盛，阳气就被挤出家门，无家可归，飘浮游荡在外面了。

在辨寒热真假的时候，当代名医朱良春老先生说过一句话："上下不一，主从下；表里不一，主从里。"就是说当出现矛盾上下不一致的时候，主要依据下面，而体表和内部出现矛盾不一致的时候，主要依从里面。也就是说矛盾的本质是由里面决定的。

还有两个鉴别点不容忽视，那就是胸腹部温度和小便情况。患者如果出现发热怕冷、手脚冰凉时，一定要留意一下胸腹部的温度。胸腹部热得烫手那不用说是真热证，因为胸腹部是内部温度的真实反映。如果胸腹不是很热，虽脸红、脉数，但有可能是假象。说到小便，它是判断寒热真假的最重要的根据。吴又可在他的《温疫论》里论及阳证似阴、阴证似阳时讲到了这个问题，他说："凡阳证似阴，外寒而内必热，故小便血赤；凡阴证似阳者，格阳之证也，上热下寒，故小便清白，但以小便赤白为据，以此推之，万不失一。"说的就是一个真热假寒的患者其小便是短黄的，而一个真寒假热的患者其小便是清长的。这是一个很重要的判断标准，但是大家也要注意，因为现在有一种情况就是遇到高热的患者，首先就会吊上几瓶液体，那这样一来，小便一般都不会黄，如果这时候根据小便清长就判断是寒证那就显然不对了。同理，一个肾衰的患者，肾阳极度亏虚，阳不化水小便本来就少，分泌出一点其色必黄，那你能说这个肾阳虚小便短黄的患者是热证吗？所以我们说判断真寒真热小便的情况确实是个判别的重要指标，但也要分清那些特殊情况，才不会出现误判。

（五）阳胜则热，阴盛则寒

在邪正相搏的过程中，损害人体的邪气并不是抽象虚空的，需要有个物质载体，它要肆虐横行必须依附人体阴阳中的一方，扩大阴和阳之间的矛盾，邪正相搏的过程就是阴阳消长的过程。如正胜邪负，则体内的阴阳恢复平衡，出现阴病转阳、邪复还表之象，疾病就趋向痊愈；邪胜正负，阴阳格离，产生阴盛阳脱、上厥下竭之证，就陷入危象。这也是疾病发展变化的必然趋势。凡因病邪侵袭，扩大了人体阴阳之间的矛盾，阴阳不能保持相对平衡，势必造成阴阳偏胜的局面，结果出现了阳胜则热或阴胜则寒。人体阴阳失衡，主要是以寒证、热证表达出来的。所以从寒热变化观察人体的阴阳消长，也是可以预见疾病的进退顺逆的。

外感病的寒热，虽然可直接由风寒暑湿燥火六淫所致，但与人体阴阳偏胜有着密切的关系。外因通过内因而起作用，最终也会转化归结为寒热两证，取决于人体的阴阳盛衰。内伤杂病寒热两证的发展变化，更是由本身阴阳偏胜的内因决定的，而且是经过病理损害后产生的内寒与内热。阴阳失调后产生的寒热两证，若阳长阴消，太阳出、阴霾散，阴病转阳为顺；若阴长阳消，乌云蔽日，阳证转阴则为逆。阴阳是互根的，阳气尤为显得重要，留得一分阳气存得一份生机，就像国家的边防一样，国防强大才能御敌于外、不受外侮，人体只有阳气足才能发挥它的固密守护功能。如果阳不能固，阴气竭绝，阴不能守，阳无所附，均可发展成为阴阳格离之证。阴阳如同夫妻，夫在外要独当一面照顾家庭，而妻在内要当好贤内助，照顾好起居饮食。如果彼此不能相互照应，只有分崩离析的结果。阴阳也是如此。

人体阴阳在正常情况下，都是相互制约的。阴阳不能维持相对平衡，不但阴阳偏胜可以产生寒证、热证，而且阴阳偏虚，不能约制对方，则"阴虚阳必凑，阳虚阴必乘"，亦可产生寒证、热证。因此，因阴而致阳亢，如肾虚内热之证，治当滋阴退热；因阳亢而致阴虚，如心火上炎之证，治当泻火救阴；因阴盛而致阳虚，如寒犯心肾之证，治当温散逐寒；因阳虚而致阴盛，如肾虚生寒之证，治当补火助阳。此间出现的寒热错杂要分清因果、主次、缓急。

寒证与热证的对比详见表6-2，真寒假热与真热假寒的对比见表6-3。

表6-2　寒证与热证的对比

证型	寒热	口渴	面色	四肢	体态	痰涕	二便	舌象	脉象	病机
寒证	恶寒喜热	不渴	白	冷	踡卧少动	清稀色白	大便稀溏，小便清长	舌淡苔白而润滑	迟或紧	阳虚或阴盛
热证	恶热喜冷	渴喜冷饮	红赤	热	仰卧躁动	稠浊色黄	大便干结，小便短赤	舌红苔黄而干	数	阳盛或阴虚

表6-3　真寒假热与真热假寒的对比

证型	面色	神志	寒热	渴饮	二便	舌象	脉象	病机
真寒假热	面色浮红	烦躁神倦萎靡	自觉身热反欲盖衣被	渴不欲饮或喜热饮	小便清利，大便稀溏	舌淡苔滑	脉大、重按无力	阴盛格阳
真热假寒	面色晦滞，唇红焦燥	神疲但时烦躁不安	自觉身寒不欲盖衣被	渴喜冷饮，四肢厥冷，咽干口臭	小便短赤，大便臭秽	舌红绛苔干燥	脉沉、重按有力	阳盛格阴

🐚 案情回放　赵棻医案[①]

王某，男，29岁，福州人。初诊：因高热10天不退，住某医院急诊观察室。病情介绍：病始远道归家，旅途疲劳，饮食失调，感受外邪，初觉咽痛不适，复因外出，猝遇大雨如注，衣履尽湿，归则浴身换衣，亦未介意，继则恶寒高热，体温持续在39℃以上，无汗、头痛，周身酸楚，行动沉重，脘腹胀满，纳食不下，便干欠畅，溲赤如茶，口干不喜饮。

经医院检查，诊治如下：肝功能基本正常，血培养无细菌生长，肥达反应阴性，中性粒细胞62%，嗜酸性细胞2%，淋巴细胞35%，单

① 赵棻. 赵棻医疗经验选集. 福州：福建医科大学，1977.

核粒细胞1%，西药以四环素、合霉素、庆大霉素、病毒灵、氯苯那敏、复合维生素B，以及配合静脉滴注葡萄糖，肌内注射柴胡注射液等，高热仍然不退，转中医。某中医认为是风外感夹湿，处以连翘、薄荷、青蒿、薏苡仁、枯芩、芦根、忍冬、六一散等，病情未见好转。此时患者家属惶惶不安，经人介绍，请赵老诊治。刻诊：患者呈急性病容，脸色苍白，恶寒而着厚衣，脉象浮弦近数，重按无力，舌苔黄厚近焦，舌质红，舌体胖大，边见齿痕。综合脉症及病情演变，赵老判断外感寒湿，然素体虚，又兼脾胃失调，治当兼顾。故投以香苏饮、葱豉汤温散在表之寒温，以四君子汤、保和丸加减健脾除湿调理脾胃，表里兼治、标本共图而最终诸恙悉平。

❧ 辨证点睛 在这个案情回放中，首先一开始就出现了诊断错误，风寒表证（夹湿）误判为风热表证。杂投了抗生素等苦寒清热之品，热势不退。后某医继续按风热夹湿治之，投以清凉涤暑之剂，一错再错。此外，本案起病即见纳运失常表现，叠用苦寒、清凉之后，又现面苍白、脉重按无力，舌边有齿痕，舌体胖大等，可知素体脾气不充，后天之本不健，此为本虚。所以要看到有邪实的因素同时也有本虚的一面，是个虚实夹杂之证。再者，苔黄厚近焦、舌质红极似热证伤阴，其实并不完全，实为杂投苦寒化燥伤阴，此点如若再误辨，以证之寒当证之热，继投苦寒清热之剂，则会变证叠起，遗患无穷。所以，医者对疾病的寒热虚实辨识不清，诊断有误，接下来的诊治用药必然会南辕北辙，一错再错。

❧ 经典读白 假寒者，略温之必见躁烦；假热者，略寒之必加呕恶。（《景岳全书·传忠录·寒热真假篇》）

用试探法来辨别临床上的真假寒热病至今仍有重要的借鉴意义。寒热说起来容易，但临床上仍会出现寒热难辨之证，当特别疑惑拿不准的时候，可以小试一下探病法，即先用药物试服下，观其反应来确定病情。如果怀疑其为寒证，先轻用纯温药数味使服之，若属假寒者势必有真热，再服温药烦躁会加重，故而知其为假寒。同理，假热者若略寒之必然导致胃气上逆而呕恶，故而知其为假热。这种独到的探病方法可以作为一种另辟蹊径的诊疗方法。

辨虚实

一般来讲寒热是辨别疾病性质的，虚实是辨别病邪盛衰的。所以有人将虚实放在病因里，其实还是讲病性的。但寒热并不能概括病性的全部，只能说它是比较突出地反映了阴阳盛衰的情况，除了寒热，辨虚实也是一种辨病性，其他像食积、情志以及湿、风、痰、瘀等，你都不能生拉硬扯归入寒热，各种病因都有它的性质，并不能一概而论。

（一）从拍皮球中看虚实

虚实是辨别人体的正气强弱和病邪盛衰的两纲。正邪是决定虚实二证的根本对立力量，真正构成一个虚证或实证，必须包含有邪气和正气两方面的条件，"狭路相逢勇者胜"的前提是必须有两股力量进行对决，孤掌难鸣，二者缺一不可。我们都知道拍皮球的时候，皮球能够弹起来取决于两个因素，首先必须皮球有足够的气，然后在外力的作用下皮球才能弹起来。气很足轻轻一拍球就弹起来，气越足拍的力越大皮球弹得越高；如果球按上去有些凹陷，本身气不足，拍的力度尽管很大皮球照样弹不高；如果皮球进一步变得软塌塌的，大力可能直接导致皮球的皮贴在一起，球也就报废了。皮球的气彻底没了，对应于人体来说，就是虚得太厉害，出现了亡阴亡阳正气极度虚弱的证候。比如说亡阴，看上去热得很厉害，但是汗出如油，仅存的一点水分都被烧干了，油枯灯灭，生命垂危。还有一种是在邪气特别暴盛的时候，可以突然导致正气的衰亡。比如一个人长时间暴露在高寒地带没有足够的保暖措施，就会阳气衰亡，就像有些严寒的地区每年会因严寒天气冻伤冻死很多人。记得有一部片子《冰山上的来客》，就有哨兵冻僵了的片段，这就是寒邪暴伤人的阳气的一种具体体现。正确辨别虚实，是治疗采用扶正（补虚）或攻邪（泻实）的依据，所谓"虚者补之，实者泻之"。万病不离虚实，任何病都要辨虚实。下面分开来说说。

（二）实证

邪盛而正不虚。实指邪气过盛，实证便是由邪气过盛所表现出的证候。《素问·通评虚实论》说："邪气盛则实，精气夺则虚。"可以是风寒暑湿燥火、疫疬等外邪的侵袭，或是因脏腑气血机能障碍引起体内的某些病理产物，如气滞血瘀、痰饮水湿、虫积、宿食结石等内阻实邪的堆积。这是邪的一方面，但同时正气是不虚的，患者体质素壮完全可以和邪气相抗衡，这样正邪相遇，势均力敌，战斗才能白热化。

临床表现由于病邪的性质及其侵犯的脏腑不同而呈现不同证候，其特点是邪气盛，正气不衰，正邪相争处于激烈阶段。常见症状为高热，面红，烦躁，谵妄，声高气粗，腹胀满、疼痛而拒按，痰涎壅盛，大便秘结，小便不利，或有瘀血肿块，水肿，食滞，虫积，舌苔厚腻，脉实有力等。举一个例子，农民双抢劳动强度很大，有的人在劳动的过程中会因为暑闭气机突然出现急性腹痛，同时可能伴有头晕、恶心呕吐等，这个突发的症状很显然是个实证，其实让其移到相对阴凉的地方，找个工具给他刮刮痧，使郁阻的气血流通起来就没事了。

治则上泻实攻邪是治疗实证的主法，所谓"实则泻之"。泻火、通便、逐水、祛痰、理气、活血化瘀、消导和驱虫等不同的泻法用于不同病邪产生的各种实证。

（三）虚证

正虚而邪不盛。虚证的形成，或因体质素弱（先天或后天不足），或因久病伤正，或因出血、失精、大汗，或因外邪侵袭损伤正气等原因而致"精气夺则虚"。主要的特点或者说主要矛盾就是正气的不足，邪气可有可无，邪气本身不是主要矛盾。若从正邪双方力量对比来看，实证虽是邪气过盛，但正气尚未衰，是正邪相争剧烈的证候；虚证虽是正气不足，而邪气也不盛。

因为正邪斗争一般不会出现反应激烈的状态，所以，虚证的病势较弱表现出来相对安静不会太闹腾，即使邪气很盛，但面对正虚的患者同样不会形成实证。就像两军阵前，一方势力强劲鸣鼓叫阵，而另一方却偃旗息鼓无力应战，根本形不成如火如荼的战斗场面。所以，临床上我们会见到有些正虚的老年人感冒发烧之后，虽然病得很重，但体温并不见升高多少。这其实就是因为老年人正气本虚，面对强大的细菌、病毒队伍根本无力应战，表现为一派虚弱的症状。所以烧不起来并不是像人们一般理解上的身体好，如果经常发不起烧的患者反而可能是身体虚弱的信号。

虚证的临床主症可以有以下表现：面色苍白或萎黄，精神萎靡，身疲乏力，心悸、气短，形寒肢冷或五心烦热，自汗、盗汗，大便溏泻，小便频数失禁，舌少苔或无苔，脉虚无力等。

临床上由于气、血、阴、阳不足可分为气虚、血虚、阴虚、阳虚，由于脏腑的不足造成的各脏腑的虚证（如肺气虚、心血虚、肝阴虚、脾气虚、肾阳虚等）。下面简单地列表说明一下气虚、血虚、阴虚、阳虚的证候，详见表6-4。脏腑的虚证在脏腑辨证中讨论。

表6-4　气虚、血虚、阴虚、阳虚鉴别表

分类	共 同 证 候	不 同 证 候
气虚	面色白或萎黄，精神萎靡，身疲乏力，声低懒言，自汗，纳少，舌淡胖，脉无力	气短、乏力，动则气促，脉虚无力
阳虚		畏寒，形寒肢冷，小便清长，下利清谷，脉迟
血虚	消瘦，头晕，目眩，失眠，心悸，脉细	面色苍白无华或萎黄，手足麻木，口唇、指甲淡白，舌质淡，脉细弱无力
阴虚		低热或潮热，颧红，五心烦热，口干、咽燥，盗汗，舌红绛、质瘦或有裂纹、无苔或少苔，脉细数

从上表可以看出：气虚和阳虚，属阳气不足，故临床表现相似而都有面色白、神疲乏力、自汗等症状，但二者又有区别，气虚是虚而无"寒象"，阳虚是虚而有"寒象"——怕冷，形寒肢冷，脉迟等。血虚和阴虚属阴液不足，故临床表现相似而都有消瘦、头晕、心悸、失眠等

症状，但二者又有区别，血虚是虚而无"热象"，阴虚是阴液亏损不能约束阳气而导致阳亢，故为虚而有"热象"——低热或潮热，口干、咽燥等。

辨别虚证与实证可从下面几方面考虑：从发病时间上，新病、初病或病程短者多属实证，旧病、久病或病程长的多属虚证；从病因上，外感多属实证，内伤多属虚证；从体质上，年青体壮者多属实证，年老体弱者多属虚证；结合临床症状与体征、舌象、脉象等全面来进行鉴别。

当然，面对一个患者时，一个有经验的医者面对气血阴阳、虚虚实实的各种散乱混杂的症状，要穿针引线一样把它整在一起，并做出迅速而准确的判断。一个症状、一个体征有时就可以确定一种证候或疾病。比如临床上只要见到目睛干涩就可以确诊肝阴虚，夜间嗌干就可以认为是肾阴虚，晨起口苦就是胆火上溢，拇指瘪陷不起为肺气肿，经前痛胀、行经痛减为气滞，行经后痛为血虚，行经初痛为血瘀。胁痛患者，若纳少厌油腻为湿热，不厌油腻为脾虚。心悸者若伴心空感为气虚，伴心烦为血虚；尿频者若伴急热痛为湿热实邪，若无急热痛但尿频为肾虚而无实邪；腰痛者若伴阴囊湿冷为阳虚，若湿痒为阴虚有热；等等。如在舌诊中无苔必诊为胃阴虚，舌根无苔为肾阴虚，舌干红无苔，舌尖满布绛色小粒，乃肺性脑病先兆，遇此情况，往往弃症从舌。如在脉诊中双关部滑如豆，为肝胃不和或湿食阻滞，如右部沉弱，左部正常必为气虚；如左部沉弱，右部正常为血虚。脾阴虚多见于素体虚弱的慢性病过程中，胃阴虚多见于素体尚盛的急性热病伤阴者。

当然，临床病情不会那么单纯，虚实关系中，有实中夹虚或虚中夹实的不同。比如腹泻，夹杂情况最多，尤其是久泻不愈的人，更要细心诊查。遇到久泻不愈兼见腹痛者，泻前即痛，泻后痛止，要留意其夹实的情况。这时候腹诊很重要，腹部如果出现压痛，可能不是很明显，就要按虚中夹实来辨证治疗，而且是虚多实少。再如便秘一证看似实证，但临证时不要急着泻下，同样要审其虚实。如果是产后便秘，或久病或大病之后，多为实中夹虚，这个时候法当攻补兼施，即泻药中辅以补药用之，或人参或当归，宜润宜导，酌情选用。同时，还要结合年龄、体质、脉象、兼证，泻下不忘本虚才行。

（四）虚则易入，实则易复

疾病是病邪损害人体造成的，疾病能否缓解和痊愈，就要看人体的抵抗能力和修复情况而定。一个人如果体质素来康健，身体倍儿棒，染病之后，经过治疗，病情会很快缓解，有些人甚至不需要借助外界手段自己就能恢复正常。一个人如果平时就病恹恹的素体虚弱，染病后就会比较棘手，不仅恢复起来需要时间，而且更容易病情加剧。体虚致病，不一定完全出现虚证。比如感染风寒，肺虚之人多咳喘，脾虚之人多腹胀腹泻，阴虚之人多从阳化热，阳虚之人多从阴化寒等。以上各种情况都存在虚的因素，表现出来的是脏腑症状和寒热症状。这些疾病症状是否发展以及发展的速度取决于虚损的程度，拼的就是你的底子。比如温邪犯肺，如果遇到略微阴虚之人，可能还按着卫气营血的四个阶段按部就班慢慢发展；如果赶上阴虚较甚之人，可能直接就热伤营血、热入心包了。所以我们也就不奇怪同样遇到一个风寒外感，为什么有些人只是打个喷嚏流点鼻涕，而有的人则是腹痛腹泻"寒中肠胃"。

人体正气充实，即使偶然因虚致病，恢复起来也是快得很。比如风寒外感，一汗而解；热结肠胃，一下而和；痰阻经遂、瘀积少腹，一经祛痰逐瘀，即邪退正安；肝肾阴虚、脾胃气虚，一经调补脏腑阴阳，即平复正常。热极伤阴，舌绛无苔，阴血素足之人，一经养阴退热，即可出现舌苔复生、汗自出等"阴来和阳"之象；寒邪直中，恶寒肢冷，下利清谷，若阳气素旺，一经补火逐寒，即可出现发热汗出等阴病转阳之证。凡此种种，都必须是人体气血充实，才能如此恢复迅捷。

虚证与实证的对比详见表6-5，真虚假实证与真实假虚证的对比详见表6-6。

表6-5　虚证与实证的对比

证型	病因	病程	体质	精神	声息	胀满	疼痛	二便	舌象	脉象	病机
虚证	多内伤	较长	虚弱	萎靡	声低息微	时减	喜按	小便清长，大便稀溏	舌质娇，嫩苔	虚而无力	精气夺
实证	多外感	较短	强壮	躁动	声高息粗	不减	拒按	小便不利，大便秘结	舌质苍老，舌苔厚腻	实而有力	邪气盛

表6-6　真虚假实证与真实假虚证的对比

证型	病程	体质	语声	舌象	脉象	病机
真虚假实证	多久病	多羸弱	低怯	舌质娇嫩，苔少	脉大，沉取无力	至虚有盛候
真实假虚证	多新病	多壮实	高亮	舌质苍老，苔厚	脉沉，重按有力	大实有羸状

案情回放　岳美中医案[1]

　　彭某，女性，15岁。生后7月，因感冒而遗留咳喘宿疾，每当气候变化，即诱发咳喘，且缠绵难愈，发育不良。及学龄后，一遇劳累，亦每致病发。其父知医，常以小青龙汤、二陈汤等治之，10余年屡发屡治，屡治屡发。1970年夏，其父外出，嘱我随时照顾其疾。我在她感冒或劳累发作咳喘时，暂投以疏气降气之剂，病愈后即谆嘱她不间断地服河车大造丸，半年后，体格见壮，到1971年夏季，发育迅速，随之宿疾亦即蠲除。又观察1年，只在1次流感时偶发咳嗽，并未带喘。

辨证点睛　喘为呼多吸少之疾，肺不降气之喘为实证，夜多难以平卧。肾不纳气之喘为虚证，动则气喘，劳累后即喘，夜多可以平

① 中国中医研究院. 岳美中医案集. 北京：人民卫生出版社，1978.

卧。从小姑娘的症状来分析，气候稍变即喘，一遇劳累即发，且发育不良，可知先天禀赋不足，禀赋不足者卫阳当然不固，故机体抗邪能力降低，外面气候稍有风吹草动即感外邪。感新邪则肺不降气，加之肾虚不能纳气，故咳喘即发。病位在肺、肾，病性为虚实夹杂。某医以小青龙汤、二陈汤治之，虽屡治屡效，但不能根治，因其只注意到标实，未顾及本虚，不知"标"缓后再行培补正气治本，所以不能痊愈。岳老先生洞察虚实，发作时降气疏肺治其标实，而缓解后常服河车大造丸培本补虚，遵《素问·阴阳应象大论》"治病必求于本"的原则，故能力除沉疴。

经典读白 治虚无速法，治实无迟法。（《神农本草经疏·治法提纲》）

虚证一般是正气不足，机体抗病能力降低，治疗上以补益为主，就像火小了就要添薪，补的目的在于通过药物的补益，使人体脏腑或气血阴阳之间的失调重归于平衡，或扶助正气、祛除邪气。但无论何种补益，都不能为求得速效而迭进、猛进大量的滋补药品。人体气血难以骤生，冰冻三尺非一日之寒，大宗补剂常滋腻脾胃，阻滞生化。所以说治虚没有迅疾补益的方法，汤要慢慢炖，病要慢慢治，图快捷速效是不可取的。而实证，以邪气炽盛为主要表征，但正气尚足以与之抗衡。治疗有下、清、消诸法，目的在于抑邪扶正。发病之初，正气未弱，要快刀斩乱麻，急祛其邪。如果延误战机，拖延病情，人体的正气、脏腑的功能会一并受损，变证也会层出。可见，治实确实不能迟缓。

辨阴阳

阴阳为总纲，你可以说它包罗万象，世间万物，有形的无形的都可以用阴阳来涵盖。人得病之后，机体的代谢机能即发生改变，一般来说不是较正常为太过就是较正常为不及。如其太过，则病体就会有亢进的、兴奋的病症反应出来，比如发热、狂躁等，这些称之为阳证，如热证、表证、实证。如其不及，则病体亦有衰退的、消沉的、抑制的病症表现出来，比如性欲低下、纳差、便溏等，这些称之为阴证，如寒证、里证、虚证。八纲里面的表里、寒热、虚实都可以归入阴阳，阴阳是一个总纲，无所不指又无所定指。世间万事万物包括疾病虽然纷繁复杂，但既言其证总不离阴阳，不为阴便为阳。

这里我们提一下阳虚证的两重性。阳虚，我们一般理解为机体温煦所产生的虚寒证候。比如面色淡白、畏寒怕冷、自汗口和、小便清长、大便溏薄、舌质淡、脉迟。这是一类证候。此外阳虚的患者还可以出现口渴，而且是渴喜热饮，因为阳虚之后，不能够蒸发津液上承，就像锅底火小无法将锅里的水蒸腾上去，所以笼屉始终是干的。阳虚气化不利，小便可以不利。阳虚的患者大便一般是稀的，但是如同达到凝点水会结冰一样，阳气虚极阴寒凝结，也可能出现便秘。阳虚的患者可能出汗也可能无汗，面色是淡白的，但也可能虚阳外越出现面红如妆。脉象上一般是迟脉，但也可能见到数脉。所以，总的来说阳虚具有两重性，这是阴虚不具备的。其实道理很简单，阳气一方面起到温煦作用，同时还关系到气化作用，关系到毛窍、肾关的开合作用，起到一个动力作用。这里面要提到一点，虚阳浮越证是阳虚的一种特殊表现，是以阳虚作为基础的，所以一定要知道这一点，万不能把阴虚阳亢看作是虚阳浮越，这完全是两个概念。阴虚阳亢的本质是阴虚，上下都是显现虚热的症状，不能混淆。

阴证与阳证的对比见表6-7，亡阴与亡阳的对比见表6-8。

表6-7　阴证与阳证的对比

证型	精神	面色	寒热	口渴	语声气息	二便	舌象	脉象	病机
阴证	萎靡	苍白或晦暗	畏寒肢冷	不渴或喜热饮	声低，气微	尿清，便溏	舌淡苔白	沉迟无力	阴主静阴盛则寒
阳证	烦躁	红赤	身热恶热	口渴喜冷饮	声高，气粗	尿赤，便秘	舌红苔黄	洪滑数有力	阳主动阳盛则热

表6-8　亡阴与亡阳的对比

证型	病因	病机	汗液	神情	呼吸	肌肤	舌脉
亡阴	阴虚、汗吐下太过、大出血等	阴液极度衰竭，阴竭阳浮	热汗如珠如油，质黏味咸	烦躁	急促	面赤颧红，身灼肢温，皮肤皱瘪	舌红而干，脉细疾促
亡阳	阳虚、汗吐下太过、大出血等	阳气极度衰微，温煦、固摄、推动无力	冷汗淋漓，质稀味淡	淡漠	微弱	面色苍白，肌肤不温，手足厥冷	舌淡而润，脉微欲绝

　　总之，八纲是辨证的基础，是个纲领，就像人有男女老少之分，是个共性的东西，不是一个个具体的证。在临床辨证时要灵活地看待这些证候，因为它们不是静止不动的，而是有错杂有转化有真假，表里可以出入，寒热可以错杂，虚实可有夹杂，阴阳可以转化等，简单的八个字会变幻纷呈，八纲变证勾勒出的是个粗线条的"象"，要结合其他辨证方法进一步辨证。

🍃案情回放　丁甘仁医案①

　　桂某，诊脉浮紧而弦，舌苔干白而腻，身热不扬，微有恶寒，咳嗽气逆，14昼夜不能平卧，咽痛淡红不肿，两颧赤色。据述病起于夺精之后，寒邪由皮毛而入于肺，乘虚直入少阴之经，逼其水中之火，飞越于上。书曰："戴阳"重症也。阅前方，始而疏解：前胡、薄荷、牛蒡子、杏仁之品；继则滋养：沙参、石斛、毛燕、川贝母。不啻隔靴搔痒，扬汤止沸，夫用药如用兵，匪势凶猛，非勇悍之将，安能应敌也。拙拟小青龙合二加龙骨汤，一以温解寒邪，一以收摄浮阳。（方略）二诊：服后，气喘渐平。去麻黄，再进2剂。三诊：颧红退，改用平淡之剂调理。

① 丁甘仁. 丁甘仁医案. 上海：上海科学技术出版社，1978.

❤ 辨证点睛 此例为太阳和少阳两感兼少阴虚阳外越之证。某医不识此证，竟投辛凉宣肺之品，继而又用养阴，错将太少两感重症作外感风热，误将戴阳阴证当阴虚生内热，故病延两周，情势险急。少阴"戴阳"与阴虚"颧赤"皆见颧红，一为阴寒盛，格阳于上；一为阴虚虚热上浮。前者证势急，里真寒上假热，证必兼见手足厥冷、脉微细或沉微、舌质必淡。后者证势缓，阴虚生内热，必兼见五心烦热、午后潮热、舌质红少津、脉细数等。虽同为虚证，但寒热不可不辨。误将戴阳作阴虚，错投养阴，必增里寒。

❤ 经典读白 阳邪化热，热则伤气，阴邪化寒，寒则伤形。（《景岳全书·表证》）

阴阳之分当以寒热，阴阳之伤易犯形气。"热伤气、寒伤形"是《黄帝内经》的经典语句。阳邪属阳性病邪，包括风、暑、燥、火，常引起热证，侵犯人体后，每易化热，热邪每能耗伤气分，以致出现身热、口渴、汗出、心烦等症状。阴邪属阴性病邪，包括寒湿等，很容易损伤人体阳气，侵犯人体之后，每易化寒，寒邪每能伤人形体，浅则伤到皮毛，深则伤及经络，以致出现发热、形寒、怕冷、体痛酸楚等症状。

☯ 脏 腑 辨 证

中医讲脏腑，不同于西医，西医重视的是脏腑的解剖，而中医讲的是脏象。张景岳有句话："脏居于内，形现于外，故曰脏象。"也就是说，五脏六腑居于体内，这是实质性的东西，比如心、肝、脾、肺、肾、胃肠、膀胱等等，这就是"脏居于内"；而"形现于外"是指脏腑的功能活动表现在外，中医的神奇和微妙之处也在于此，我们中医讲脏象重点是看这个脏腑功能的"象"。每一个脏都有它的功能表现和功能职责范围，这些功能表现在外，是我们可以看得到的。

定病位，脏腑表里上下

脏腑辨证，首先要进行脏腑定位，就是要根据各种临床表现确定患者发病部位。比如"诸风掉眩皆属于肝。诸寒收引皆属于肾"，你看到眩晕口苦、胁肋胀满、烦躁易怒则可以明确病位在肝，如果见到咳嗽咳痰则可明确病位在肺，如果见到恶心呕吐则病位在胃，等等。

探病性，气血痰热湿实

确定好病位，就进一步定性，也就是确定证候性质。比如"诸躁狂越，皆属于火""澄澈清冷皆属于寒"等。从相同证候中求不同，《黄帝内经》里有很多条文，"诸热瞀瘛，皆属于火""诸痉项强，皆属于湿""诸暴强直，皆属于风"。所以，临床上碰到一个抽搐的患者，至少要考虑到三个方面的因素，或火或湿或风。从不同证候中求相同，比如"诸转反戾，水液浑浊，皆属于热""诸呕吐酸，暴注下迫，皆属于热""诸腹胀大，皆属于热"等，说明呕、吐、泻、腹胀、转筋等在临床上虽然表现不同，但在证候性质上都属于热证。以下列表具体说明，详见表6-9、表6-10和表6-11。

表6-9　辨证之偏标实组

证 名	证候组成		症 状 体 征
	病性	病位	
风邪犯肺	风证	肺	发热、汗出、恶风、肢节痛、咳嗽、苔白、脉浮
热邪犯肺	热证	肺	发热、汗出热不退、口渴、苔黄、脉数、咳嗽
热邪犯胃	热证	胃	发热、口渴、苔黄、烦呕不欲食
热结肠胃	热证	肠胃	日晡潮热、大便不通、腹部胀满作痛

| 证　名 | 证候组成 | | 症 状 体 征 |
	病性	病位	
热结旁流	热证	肠	潮热、脉实有力、大便泻、腹胀满作痛
热郁大肠	热证	大肠	发热、苔黄、尿黄、腹痛下痢、里急后重
热郁膀胱	热证	膀胱	发热、苔黄、小便短赤涩痛
热伤营血	热证	心	夜热甚，舌中心及舌尖边绛红、神昏抽搐，或发斑疹
热扰心神	热证	心	高热、舌绛无苔、神昏抽搐、舌强口噤、谵语或狂妄不宁
热伤肺津	热证	肺胃	高热、汗多、口渴、苔黄而干、脉洪数
热伤胃气	热证	胃	发热、心烦口渴、恶风倦怠、便溏、脉弱、舌质淡红
湿流关节	湿证	肾	恶寒舌腻、身重而痛、关节肿痛、屈伸不利
湿滞经络	湿证	心	浮肿、肢节沉重、疼痛、舌腻、尿短
湿邪著肾	湿证	肾	恶寒肢软、腰重而冷
燥邪伤肺	燥证	肺	发热、口干舌燥、干咳无痰
寒邪犯肺	寒证	肺	恶寒发热、无汗身痛、头项强痛、咳喘、苔白
寒客心经	寒证	心	恶寒肢冷、苔白、身痛急，或项强、腰背痛
寒阻膜原	寒证	肝胃	寒热往来、胸胁满、烦呕、不欲饮食
寒中肠胃	寒证	肠胃	恶寒肢冷、呕吐食少、腹满、下利清水
寒犯心肾	寒证	心肾	恶寒蜷卧、四肢厥冷、昏沉欲睡、二便失禁

表6-10　辨证之偏本虚组

| 证 名 | 证候组成 | | 症 状 体 征 |
	病位	病性	
肝风内扰	肝	内风	头晕目眩、耳鸣，或偏头痛，或口眼歪斜
肝阳上亢	肝	内热	目赤眩晕、耳鸣、烦热怔忡、脉弦数
肝肾阴虚	肝肾	阴虚	头目眩晕、舌红咽干、腰痛遗精，或五心烦热
心血亏损	心	血虚	面色萎黄、头晕心悸、健忘失眠、舌淡红、脉细涩
心阳衰微	心	内寒	畏寒肢冷、心悸喘促、苔白脉微
心神失养	心	血虚	头晕心悸、健忘不寐、幻见妄言甚至痴呆
心脾两虚	心脾	气血两虚	面黄少气、心悸失眠、食少腹泻、舌淡、脉细弱
心肺两虚	心肺	阴虚	面浮咳喘、心悸自汗、口舌干燥、脉细数
心肾不交	心肾	阴虚	心悸、健忘失眠、足冷尿频
脾胃气虚	脾胃	气虚	倦怠少气、食少腹胀、便溏、脉微弱
脾胃虚寒	脾胃	内寒	畏寒肢冷、食少腹胀、大便溏泄、小便清长
脾虚湿盛	脾	内湿	腹胀食少、大便易泻、肢体困重、苔白腻
脾虚留垢	脾	内湿	口腔腐糜、臭如馊腐、腹胀便溏、吞酸嗳气、苔腻
脾瘅上泛	脾	内湿	食少腹胀、苔浊厚腻、吐出浊厚涎沫、口中甜
中寒致虚	脾胃	内寒	腹胀痛喜按、大便清稀、心悸、虚烦少气、舌淡
肺燥津伤	肺	内燥	口干舌燥、苔如积粉或干黄、干咳无痰、大便结

（续表）

证 名	证候组成		症状体征
	病位	病性	
肺肾阴虚	肺肾	阴虚	咳喘声嘶、腰膝萎弱、遗精、烦热咽干、舌红少苔
肺脾气虚	肺脾	气虚	咳喘多涎、食少腹胀便溏、少气、舌淡脉弱
肾虚内热	肾	内热	五心烦热、舌质红、腰膝酸软、遗精早泄、脉细数
肾虚生寒	肾	内寒	畏寒肢冷、阳痿、精气清冷、脉沉迟
胃燥津伤	胃	内燥	口舌干燥、食少便结或大便不爽、腹胀满
直肠滑脱	肠	内湿	利下不禁、利后肛门空如竹筒
膀胱虚寒	膀胱	内寒	畏寒、少腹冷、尿清、尿频、脉沉迟

表6-11　辨证之标本错杂组

证 名	证候组成		症状体征
	病位（主）	病性（次）	
肝风夹痰	肝证	痰证	头晕目眩或头痛、胸闷泛恶欲呕、苔厚脉滑
肝郁气滞	肝证	气滞证	胁痛、烦闷不适、呕吐吞酸、脉弦
肝郁血结	肝证	瘀血证	右胁痛、腹胀呕恶、食少尿黄便黑、舌青紫
脾寒冷积	脾证	冷积证	恶寒肢冷、腹胀便秘、绕脐痛、苔白不渴、脉沉弦
脾湿生痰	脾证	痰证	胸闷痰多、腹胀食少、苔白而滑

证 名	证候组成		症状体征
	病位（主）	病性（次）	
脾弱食滞	脾证	食积证	食少腹胀、嗳气不已、便泻、舌淡、脉弱
脾不制水	脾证	水气证	面目四肢浮肿、尿短色白、食少倦怠、脉沉
脾不统血	脾证	血虚证	吐血下血、面浮倦怠、腹胀、便溏、舌质淡、脉弱
肺郁生痰	肺证	痰证	咳嗽、气喘、胸满、必吐出稠痰始快
肺寒停饮	肺证	饮证	咳逆上气、吐涎沫而不渴
肾虚饮泛	肾证	饮证	咳喘多涎、足冷、少腹逆冲、脉沉迟
肾热水闭	肾证	水气证	浮肿、尿闭、腰痛、苔黄、口渴、脉数
肾寒水闭	肾证	水气证	全身水肿、小便不利、腰痛足冷、脉沉数
胃虚留饮	肾证	饮证	胸腹胀闷、辘辘有声、时吐清水
胃虚气逆	胃证	气逆证	膈食不下、呃逆反胃、噫气不除、舌淡脉弱
膀胱蓄水	膀胱证	水气证	小便癃闭、少腹胀痛或不适

❀ 明主次，辨明发病次序

　　病位、病性定了，从大的方面来说，问题就解决了一半多了。但是各位注意了，这个辨证可不是想象中立个靶位，定个靶心，然后一箭中的那么简单。你会发现我们说得很清楚，但临证时很多时候是多个部位多种病性齐刷刷亮相，这里面总有个先后主次之分吧。疾病发生变化过程中起主导作用的"幕后指挥"的脏腑"大佬"究竟是谁？这就是我们实际上需要搞清楚的事情。《黄帝内经》中提到"有者求之，无者求之，盛者责之，虚者责之"，就是说我们要进一步分析其所以然，"伏其所主，先其所因"。在分析各种发病机转中，要在变化万端的各种临床表现中，根据其发生、发展、变化过程，确定其究竟属哪一个脏腑及哪一种病理生理改变在其中起主导作用。

我们举个例子。比如肝（胆）病，如果是肝（胆）本经自病，即疾病原发在肝（胆），比较单纯也容易辨识。就像郁怒伤肝（胆），经常出现胁肋胀痛或失眠不寐，或惊痫抽搐等。除了本经自病呢，肝（胆）病还可继发于其他脏器病变之后，比如脾病及肝，先有脾病，肝病继发于脾病之后，属土虚木乘，如严重的吐泻过后，会继发手足拘急痉挛或过分饱食后出现夜寐不安；肾病及肝病，先有肾病，肝病继发于肾病之后，属水不涵木，如患者先出现遗精、阳痿，以后继发头晕、失眠；心病及肝，先有心病，肝病继发于心病之后，如患者先失血，后继发眩晕、抽搐；肺病及肝，先有肺病，肝病继发于肺病之后，如肺虚金侮，金不制木，患者先是咳嗽气喘，后继发痉挛拘急或眩晕不寐等。

脏腑辨证的主次和症状体征见表6-12和表6-13。

表6-12　脏腑辨证主次1

证 名	证候组成		症 状 体 征
	主	次	
肝脾失调	肝证	脾证	胁痛脉弦、脘腹胀满、便溏、呕恶不欲食
心火下移	心证	膀胱证	舌赤烂痛、小便短赤涩痛
心虚胆怯	心证	肝胆证	心悸、惊惶不安、烦闷不寐、苔黄厚
脾病累肺	脾证	肺证	食少腹胀、便溏，续见咳喘气逆、吐涎沫
脾肾两虚	脾肾证	阳虚证	畏寒足冷、腹胀便溏、尿清、腰膝萎弱、阳痿

（续表）

证名	证候组成		症状体征
	主	次	
肺病累脾	肺证	脾证	咳喘久不愈，续见胸腹痞满、食少、大便不调
肺热下迫	肺证	大肠证	咳嗽咽干、大便泻利后重、灼热不爽
肺气不降	肺证	大肠证	咳逆上气、大便秘结、虚坐努责
肾不纳气	肾证	肺证	久咳不愈、动则咳喘不宁、少腹逆冲、脉疾数
胃热上攻	胃证	心证	潮热便秘、腹痛、神昏谵语甚至狂妄不宁
胃热传肾	胃证	肾证	身热不退、食少、渴饮无度、小便频数清长

表6-13　脏腑辨证主次2

证名	证候组成		症状体征
	主	次	
浊痰阻肺	痰证	肺证	咳喘不得卧，胸满、痰稠不易咳出
痰迷心窍	痰证	心证	神志不清、痰鸣气急、脉弦滑
痰核流注	痰证	脾证	皮下关节按之软、皮色不变、走注无定
痰阻经隧	痰证	心证	胸闷、苔滑、脉沉弦、肩臂痛、痛处冷，或一侧升举不利、时复转移另一侧
饮邪凌心	饮证	心证	面浮、咳喘、心悸不宁、吐涎沫而不渴
饮留胃中	饮证	胃证	食少、呕吐涎沫、心下冷或背冷如掌大

（续表）

证名	证候组成		症状体征
	主	次	
水溢皮肤	水气证	肺证	恶寒咳喘、全身浮肿、按之凹陷、尿少、脉沉浮
水积大腹	水气证	肠证	四肢不肿而腹胀如鼓、小便短少
恶血冲心	瘀血证	心证	失血后或产后猝倒神昏、口噤失语、舌青紫
瘀阻经络	瘀血证	心证	失血后舌青脉涩、关节升举不利、麻木掣痛
瘀滞胸膈	瘀血证	肺证	失血后舌脉涩、胸满隐痛或背胀
瘀积少腹	瘀血证	肠证	舌青脉涩、腹满按之痛或腹不满而言满、大便黑
瘀阻心脉	瘀血证	心证	心区痛、唇绀、舌青紫、指甲青紫
血瘀成臌	瘀血证	肝证	面色暗黄、脉涩、腹大青筋、胁痛有块、小便短赤
食宿停胃	食积证	胃证	胃部痛、饱嗳酸腐、呕恶不食、脉右盛于左
腐食肠中	食积证	肠证	嗳气酸腐、腹胀痛、肠鸣矢气、下利腥臭

重鉴别，理清混乱头绪

　　病情单一相对还是好诊断的，几种病因掺杂在一起或者像戴着"大头娃娃头盔"一样表现出看似相同的症状，这个时候就要鉴别了，不要被表面现象所迷惑。临床上久病缠绵难愈的人往往就是多种因素混杂在一起居多，我们举几个例子，列几张表，可以清晰地做出比较。详见表6-14至表6-26。

表6-14　风热犯肺、燥邪犯肺、肺热炽盛、痰热壅肺四证辨析

证候	发病季节	主　症	兼　症	舌苔	脉象
风热犯肺	冬春多见	咳嗽痰稠色黄	鼻塞流黄浊涕，身热恶风，口干咽痛	舌尖红、苔薄黄	浮数
燥邪犯肺	秋季多见	干咳痰少质黏，唇、舌、咽、鼻干燥欠润	恶寒发热	舌红、苔白或薄黄	数
肺热炽盛	冬春多见	咳嗽、气喘、痰少、高热	口渴烦躁不安，甚则鼻翼煽动、胸痛、咽痛红肿	舌红、苔黄	数
痰热壅肺	冬春多见	咳喘痰多黄稠或脓血腥臭痰、高热	烦渴，甚则鼻翼煽动、胸痛、胸闷	舌红、苔黄腻	滑数

表6-15　风寒束肺、寒邪客肺、饮停于肺、痰湿阻肺四证辨析

证候	性质	主　症	兼　症	舌苔	脉象
风寒束肺	实证	咳嗽、痰液稀白	鼻塞、流清涕、恶寒、发热、无汗	白苔	浮紧
寒邪客肺	实证	咳嗽、气喘、痰液稀白	形寒肢凉、不发热	舌淡、苔白	迟缓
饮停于肺	本虚标实证	咳嗽、气喘，痰液清稀、色白量多呈泡沫状、喉中痰鸣、倚息不能平卧	胸闷，甚则心悸、下肢浮肿	舌淡、苔白滑	弦
痰湿阻肺	外感急性发作属实，慢性发作为本虚标实	咳嗽、痰多质黏、色白、易吐	胸闷，甚则气喘痰鸣	舌淡、苔白腻	滑

表6-16 脾气虚、脾阳虚、脾虚下陷、脾不统血四证辨析

证候	相同症状	不同症状	舌苔	脉象
脾气虚	腹胀纳少食后尤甚便溏肢倦食少懒言面色萎黄	或浮肿，或消瘦	舌淡、苔白	缓弱
脾阳虚		腹痛喜暖喜按，肢冷尿少或肢体困重，或浮肿，或带下清稀	舌淡胖、苔白滑	沉迟无力
脾虚下陷		脘腹坠胀，或便意频数，肛门坠重或久痢脱肛，或子宫下垂，或小便混浊如米泔	舌淡、苔白	弱
脾不统血		便血，尿血，肌衄，鼻衄，齿衄，或妇女月经过多、崩漏等	舌淡、苔白	细弱

表6-17 寒湿困脾、湿热蕴脾两证辨析

证候	相同症状	不同症状
寒湿困脾	均有脘腹痞闷、纳呆呕恶、肢困便溏等湿邪阻遏中焦的表现	湿中夹寒，故见腹痛喜温，口淡不渴、身目黄而晦暗，苔白腻等
湿热蕴脾		湿中夹热，故见身热不畅，渴不欲饮，身目鲜黄，尿黄，舌红、苔黄腻，脉濡数

表6-18 心火亢盛、肺热炽盛、胃火亢盛、肝火炽盛四证辨析

证候	相同症状	不同症状
心火亢盛	恶热喜冷，面红耳赤，烦渴饮冷，身热燥扰，小便黄少、大便干结，舌红、苔黄而干，脉数而有力	烦躁不眠甚则狂谵神昏、舌尖红绛、口舌生疮
肺热炽盛		咳喘鼻煽、痰黄稠、胸痛或咽喉红肿热痛
胃火亢盛		胃酸灼痛、消谷善饥、口臭、牙龈红肿热痛
肝火炽盛		头晕胀痛、耳鸣如潮、胸胁灼痛，脉弦数

表6-19 肝火炽盛证与肝阳上亢证辨析

证候	相同症状	不同症状
肝火炽盛	证候与病机上有近似之处，因火性炎上，阳气亦亢于上，故均以头面部的症状突出	以目赤头痛，胁肋灼痛，口苦、口渴、便秘、尿黄等火热证为主，病程较短，病势较急，阴虚证候不突出，故病情纯属实证，是由火热之邪侵扰所致
肝阳上亢		以头目胀痛、眩晕、头重脚轻等上亢症状为主，病程较长，病势略缓，且见腰膝酸软、耳鸣等下虚症状，阴虚证候明显，故病情属上实下虚、虚实夹杂，是由气血逆乱所致

表6-20 肝气郁结、肝火上炎、肝阴不足、肝阳上亢四证辨析

证候	性质	症状	舌苔	脉象
肝气郁结	实证	胸胁或少腹胀闷窜痛，胸闷喜太息，易怒，妇女月经不调等	薄白	弦
肝火上炎	热证	头晕胀痛，耳鸣如潮，面红目赤，口苦、口干，急躁易怒，不眠多梦，胁肋灼痛，便秘尿黄，或耳内肿痛流脓，或吐血、衄血	舌红、苔黄	弦数
肝阴不足	虚证	眩晕耳鸣，胁痛目涩，面部烘热，五心烦热，潮热盗汗，口咽干燥，或手足蠕动	舌红少津	弦细数
肝阳上亢	本虚标实	眩晕耳鸣，头目胀痛，面红目赤，急躁易怒，心悸健忘，失眠多梦，腰膝酸软，头重足轻	舌红	弦而有力或弦细数

表6-21 肝胆湿热证与湿热蕴脾证辨析

证候	相同症状	不同症状
肝胆湿热	可以出现面目一身俱黄，鲜如橘色的黄疸；临床常见湿热蕴脾证，郁蒸肝胆而转化为肝胆湿热证	以肝胆疏泄障碍，胆汁外溢的胁肋胀痛灼热，口苦泛恶，或寒热往来等症状为特征
湿热蕴脾		病位在中焦，以脘腹痞胀，呕恶厌食，便溏不爽等运化功能障碍为主症

表6-22　肝风四证辨析

证候	性质	主症	兼症	舌苔	脉象
肝阳化风	上实下虚证	眩晕欲仆，头摇肢颤，语言謇涩，或舌强不语，或卒然倒地，不省人事，偏瘫	头痛项强、手足麻木、步履不正	舌红、苔白或腻	弦而有力
热极生风	热证	手足抽搐，颈项强直，角弓反张，两目上视，牙关紧闭	高热神昏、燥热如狂	舌红绛	弦数有力
阴虚动风	虚证	手足蠕动、眩晕	午后潮热、五心烦热，口咽干燥、形体消瘦	舌红少津	弦细数
血虚生风	虚证	手足震颤，肌肉瞤动，关节拘急不利，肢体麻木，眩晕	眩晕耳鸣、面白无华、爪甲不荣	舌淡、苔白	细

表6-23　心阴虚、肺阴虚、肝阴虚、肾阴虚四证辨析

证候	相同症状	不同症状
心阴虚	潮热盗汗、颧红、五心烦热、咽干消瘦、溲赤便干、舌红苔少而干，脉细数	心悸、失眠、健忘
肺阴虚		咳嗽、痰少或干咳甚则咯血、声音嘶哑
肝阴虚		头晕目涩、耳鸣如蝉、视力减退、手足蠕动、胁肋隐痛
肾阴虚		腰膝酸软、眩晕耳鸣、遗精、经少经闭或崩漏，发脱齿落

表6-24　肝血虚证与心血虚证辨析

证候	相同症状	不同症状
肝血虚	均有面、唇、甲、舌淡白，脉细等血虚失荣的临床表现	筋、目失养及妇女血海空虚的肢麻震颤、视物不清、经少经闭
心血虚		神失其养所致的心悸、失眠

表6-25　膀胱湿热证与小肠实热证辨析

证候	相同症状	不同症状
膀胱湿热	均以尿频尿急、尿道灼痛为主症	病在膀胱，与肾相表里，故常伴有发热、腰痛等症状
小肠实热		心火下移小肠，故必有烦渴、失眠、口舌生疮等兼症

表6-26　胃病寒、热、虚、实证候辨析

证候	疼痛性质	口渴	进食	二便	舌苔	脉象
寒滞胃脘	来骤痛剧，遇寒尤甚，喜暖	口淡不渴	进热食则痛减，呕吐清水	便溏	舌淡、苔白滑	迟或弦紧
胃热	胃中灼痛、嘈杂	渴喜冷饮，口气秽臭	泛酸，消谷善饥或食已即吐	便干溲黄	舌红、苔黄燥	滑数
胃阴虚	胃脘隐痛	口燥咽干欲饮	饥不欲食，干呕呃逆	便秘	舌红少苔或剥脱	细数
食滞胃肠	胃脘胀痛	口气酸臭	嗳腐吞酸或呕吐食物	泻下臭秽或便秘	苔厚腻	滑
血瘀胃脘	刺痛拒按，固定不移	口干不欲饮	食少或呕血	大便黑血	舌暗紫有瘀斑	涩

断病势，把握疾病转归

辨明了病位、病性，分清了疾病主次，这是把疾病锁定在空间的角度完成的诊断工作。从时间的层次来看，疾病是向前发展的，不是井中蛙、瓮中鳖，它会施展其所能，将它的病气向四周播散。五脏六腑共居体内，互为邻里，聚集密度大，为病势的扩展提供了先决条件。城门失火还殃及池鱼呢，何况同居在一个身体中，彼此总是在同呼吸共命运中相互影响、互相制衡。

从上面我们可以看出，一个脏器有病，日久必然涉及其他脏器，同时也受其他脏器的影响。《黄帝内经》云："五脏受气于其所生，传之于其所胜，气舍于其所生，死于其所不胜。""气有余，则制己所胜而侮所不胜；其不及，则己所不胜，侮而乘之，己所胜，轻而侮之。"

就像草原上狼—羊—草形成的生物链一样，彼此之间要达到一个平衡才能保证生物链的平稳。如果捕猎狼太多，造成羊的天敌减少，那短时间内羊是直线增长，然后呈曲线增长，但不是无限制地增长，而是达到一个最高点后，就呈直线下降了。因为虽然羊多了，但草是有限的，而且羊的天敌不存在了，草不够吃，羊自然会减少。待羊减少一定程度，草的生长速度大于被羊吃掉的速度，草就多了，羊自然也增长了。所以形成一个稳态的生态圈需要里面的要素彼此之间互相制衡。人体内的五脏六腑其实也是一个小的生态圈，健康人这个生态圈是平衡的，如果五脏之间出现了功能亢进或不足，关系失衡就会表现出疾病。临床上对于各个脏器的疾病不能绝对孤立地对待，必须要考虑其所影响的脏器以及本身又可能受到的影响（表现在所胜所不胜的两个关系上），从而以全局观点来分析病机、判断转归，决定治疗。

（一）肝所胜者为脾，所不胜者为肺

这里用肝（胆）病举个例子。肝所胜者为脾，所不胜者为肺，因此凡属肝病，除考虑肝病以外，还必须同时考虑脾和肺的问题。

1. 当肝气有余时，传脾侮肺

这里需要强调一点，所谓的"有余"，绝对不是指正气有余，正

气无所谓有余，正气越足抵抗力越强，所以这里所谓的气有余指的是邪气，也就是在致病因素作用下肝气出现的一种相对偏胜的状态。就像一个调皮的孩子平时被大人（所不胜）管制着很听话，突然有一天大人不在身边，孩子天性中的顽皮乖戾之性就显露出来了，拉拉小女孩（所胜）的辫子，捏捏小伙伴（所胜）的脸蛋，时而"螳螂拳"时而"扫堂腿"，弄得小朋友（所胜）呜里哇啦乱叫一团。这只是个温和的比喻，临床表现就比这个残酷多了。《黄帝内经》讲"邪气盛则实"。邪气偏胜，那就必然要影响其他器官。中医学特别强调"亢则害，承乃制"。因此肝气有余时，肺（所不胜）脾（所胜）两脏必然与肝互为影响。就像一个不服管教的孩子如果长时间得不到有效约束，成为一个问题少年时，本来制约其言行的父母（所不胜）可能也对其失去约束的效力了。肝气有余则传脾、侮肺及肝本身同时也受脾、肺两脏影响，同理其余四脏有余时也是如此，可以依此类推。

传脾即在肝气有余时，其邪气首先传变至脾，从而使脾气失常。当肝旺时常常继发脾运化失调表现，如脘胀呕恶等。侮肺，即在肝气有余时，其邪气影响到肺，从而使肺气失常。当肝旺时有时亦可出现肺治节失调表现，如胸闷气短、咳喘、汗出、便频等。对肝气有余患者，在其病机分析上，不仅在定位上要考虑肝的本身，也必须考虑到脾和肺。在治疗上也不仅治肝，同时还应考虑到助脾和益肺，以加强脾和肺的正常职能，使肝不能传侮，治疗于未病之先，以此加强肺、脾对肝的制约，从而有利于肝木本身的治疗。例如：逍遥散之用茯苓、白术、生姜，补阳还五汤之重用黄芪即其用药制衡之范例。

2. 当肝气不足时，肺乘脾侮

肝气的不足指的是什么？是邪气不足么？正如正气无所谓有余一样，邪无所谓不足。我们当然希望邪气越不足越好啦，人体正气强了，邪气弱了，一鼓作气就会驱邪外出。这里的不足指的是正气的不足。其实有余也好，不足也罢，都不是我们希望出现的那样子。正气不足是人体在病因作用下所出现的精气不足的情况，《黄帝内经》有云"精气夺则虚"，什么意思？梁启超说过"瘠牛羸豚，坐待割"。小到人体，大到国家，如果正气不足，正能量不够，就会遭来外辱。清政府的腐败无能遭来的是外强铁蹄的践踏和破坏，而人体某一脏气正气不足，就必然容易受到来自人体其他四脏的影响。在肝气不足时，肺脾两脏也必然与之互为影响，出现肺乘脾侮。肝气不足时如此，其余四脏不足时也是如此，可以类推。

肺乘，即在肝气不足时，肺肝之间的正常关系被破坏而出现的肺气偏盛的情况。本来金克木是正常的一种制约关系，但是一方太虚了，造成了另一方的相对强盛。就像一片树林，每年的采伐不能违背树林生长的规律。用战国时期孟子的话说："斧斤以时入山林，林木不可胜用也。"（《孟子·梁惠王上》）只有按季节不违背自然规律采伐林木，那么木材才会取之不尽用之不竭，滥砍滥伐是不可取的。如果树木本身长势变缓，成材变缓了，就像肝木本来就虚了，原来的肺金相对就显得亢盛。所以肝虚时常常同时出现咳喘、盗汗、鼻衄、大便秘结等肺燥现象。进一步说，现在都市人居住在大城市的高楼大厦钢筋水泥森林里，从象的角度来看，本身就是金克木的一种状态，自觉压力大、情绪差、睡眠差都是肝木郁滞的一种反映。所以最好的方法就是走出水泥森林，多去户外真正富含氧离子的森林氧吧释放自己，才是舒达肝木的最好方法。

脾侮，即在肝气不足时，肝脾之间关系被破坏而出现的脾气偏胜情况，例如肝虚时，也常常同时出现腹痛、腹泻等现象。就像一个武功高手元气大伤的时候，曾经的手下败将往往会趁火打劫搞突袭（脾侮）一样。对肝气不足患者，在分析其病机时，不仅在定位上要考虑到肝的本身，也必须考虑到肺和脾。在治疗上也不仅只治肝，同时还应考虑清肺、清脾和胃，以恢复脾、肺的正常功能，使肺脾安和，治疗于未病之先，以此而减少对肝的不利影响，从而有利于肝本身的治疗。例如一贯煎之用沙参、麦冬，温胆汤之用枳实、竹茹，都是从用药上顾及他脏的一种辨证思路。

（二）脾所胜者为肾，所不胜者为肝

我们再用脾举个例子。脾所胜者为肾，所不胜者为肝，因此，凡属脾（胃）病，除考虑治脾以外，还必须同时考虑肾和肝的问题。

1. 脾气有余时，传肾侮肝

传肾，即在脾气有余时，其邪气首先传变至肾，从而使肾气失常，例如脾胃湿热呕吐常常继发尿少、尿黄，过食辛辣常常引起梦遗滑精。侮肝，即在脾气有余时其邪气亦可影响到肝，例如暴饮暴食时伤胃，常常继发胁肋满痛，严重吐泻时，可以引起痉挛拘急，胃不和则寐不安。对脾气有余患者，在其病机分析上，不仅在定位上要考虑肾、肝，在治疗上也不仅只治脾胃，同时还要考虑到治肝和肾，以加强肝、肾之正常功能及对脾胃之制约，从而有利于脾胃本身的治疗。例如胃苓汤中平胃散与五苓散同用，越鞠保和丸之用川芎、香附，均其范例。

2. 脾气不足时，肝乘肾侮

肝乘即脾气虚弱时，肝脾之间的正常关系被破坏，肝木本不过于强盛，其克制土的力量也仍在正常范围。但由于土本身的不足，因而形成了木克土的力量相对增强，使土更加不足，即称为"土虚木乘"而出现肝气偏胜情况。例如脾气虚时常常合并胸胁满痛、情志不遂或失眠不寐。小儿受暑受寒或伤乳食，或吐或泻，或吐泻交作，日久则脾土虚弱，肝木乘之，面部渐渐萎白带青，手足微搐无力，神气恹恹不振，渐成慢惊风。

其实脾土不足现在成了一个社会病、多发病。随着城市化的节奏越来越快，城市里除了一些应景的绿化基本上很少能看得见土了，更不用说像小时候那样在泥巴里滚来滚去亲密接触了。天人相应的结果，其实就是现代人出现更多的脾土问题，即西医所说的消化系统问题的日益增多，临床上出现肝郁脾虚的患者也是越来越多。有些景点推出了泡矿物泥项目其实也是表达一种对稀缺物质的渴求。中药里有一味黄泥巴药物灶心土就是用来补脾胃的良药，可惜现今基本已很难弄到了。

肾侮即脾气不足时，肾脾之间关系破坏而出现肾气偏胜情况，肾是身体的原动力，本身也是主管水液代谢的，脾虚日久常常出现水液代谢的异常比如浮肿、小便不利等症状。

所以，对脾气不足患者，在其病机分析上，不仅在定位上要考虑脾，而且也必须同时考虑肝、肾；在治疗上也不限于治脾，而且要照顾全面，同时顾及肝、肾，如疏肝理气、益肾利湿等，未雨绸缪，治疗于未病之先。就像行军打仗一样，不仅要不断增强自身的实力，还要随时了解对方的战况并做好应对策略，既要低头拉车还要抬头看路，要把握好大方向，知己知彼方能百战不殆，尤其是自身实力不是很强时，更要

第六章　中医诊断之灵魂：辨证

全方位做好充足准备。

　　总之，脏腑辨证，包括了脏病辨证、腑病辨证和脏腑兼病辨证。临床上单纯的腑病比较少见，脏腑辨证还是以脏病辨证为主要内容。只有辨证准确到位，才能步步为营，再遣方用药，如果辨证有误，后面的治疗则南辕北辙，越治越糟糕。就像开车一样，一开始大方向错了，即使驾驶技术再高明也是离正确的轨迹渐行渐远。所以辨证论治是中医的大道，需要用一辈子细心揣摩，如履薄冰、如手握虎，否则就会出现如《黄帝内经》上说的"不知是者，不足以言诊，足以乱经"，"粗工嘻嘻，以为可知，言热未已，寒病复始"。

🦂 案情回放　咳嗽气喘医案①

　　某男，60余岁。患咳嗽气喘痰涌，日夜不能安卧已逾半年，每逢冬季更甚。一日就诊，阅前医所处之方，用苏子降气、小青龙及温肺饮之类，据称经常服之无效。疏六君子汤及真武汤加生姜、细辛、五味子亦不应。余思，以脉之虚弱，形容白而瘦，乃系阴虚水泛为痰，由于冲气上逆所致。遂处以金水六君煎加生姜、细辛、五味子与之。服数剂后竟获渐愈。自后旧病辄发，非用此方不能奏效。乃知有是病必用是药。

💢 辨证点睛

这个辨证有一定难度，初之根据症状咳喘痰涌、逢冬加重，按寒痰壅肺来治，病位在肺，病性为寒痰作祟，但温肺化饮方治之无效；视其年事已高，拖延半年，按脾肾阳虚之虚喘来治，病位在脾、肾，病性虚实夹杂以虚为主，仍然无效。屡屡无效一定是辨证有误，此时其体瘦脉虚，辨其高年肾阴亏虚之体，咳喘夜不能卧逢冬加重为内伏痰饮，属虚实夹杂证，改补肾阳为滋肾阴，加熟地黄、当归滋肾阴降冲气，二陈汤温化寒痰，生姜、细辛、五味子温化寒饮降肺气而起效。肾阴亏虚肾水上泛成痰之症，多见于年迈阴亏之体、湿痰内盛者。其特点是阴虚兼饮，治疗上滋阴可能助饮，涤饮可能耗阴，因此颇费心思。金水六君煎既滋阴又化饮正好对证，辨证一旦正

---

① 湖南省中医药研究所. 湖南省老中医医案选. 长沙：湖南科学技术出版社，1960.

确后，处方用药符合病机，临床就立马见到效果。

🎋 **经典读白** 脏病难治，腑病易治。（《难经·五十五难》）

此条强调病在脏，病情相对较重；病在腑，病情相对较轻。脏与腑互为表里，腑在表，脏在里，一般来说，邪在表易治，在里难治。五脏内藏精、气血、津液、神等维持生命活动的基本物质，若发生病变，多表现为正气受损，恢复不易；而六腑主要是受纳腐熟水谷、传化排泄糟粕，若发生病变，病情比较单纯，正气受损程度轻，较易恢复。

☯ 六 经 辨 证

❀ 六经辨证话"六经"

《伤寒论》以六经辨证奠定了整个中医学的辨证论治的基础，全书中找不到脏腑辨证论治的踪影。尽管有人认为从理论上讲六经辨证包含有脏腑辨证，但在临床实践中，我们会越来越多地体会到六经辨证和脏腑辨证是相对独立的两套体系。面对同一个患者，同一种疾病，各花入各眼，当我们分别用两套不同的辨证方法分别独立辨证时，往往会得到两个不同的证，并且相应治法方药也完全不同。

如鼻鼽一病，相当于西医学的过敏性鼻炎，是临床上的多发病、难治病。临床上一般用过敏煎、脱敏煎的效果不太好。如果用脏腑辨证，常用方则是玉屏风散、补中益气丸和肾气丸等，而用六经辨证，常用到桂枝汤、麻黄桂枝各半汤、柴胡桂枝汤、麻黄附子细辛汤等。大家看到，完全是两套思路，孰优孰劣，大家临床可以慢慢体会，择善而从。又比如泌尿系的急性炎症，临床常表现为尿频尿急的热淋，脏腑辨证里我们都知道一般常用八正散。如果从六经辨证入手，处以猪苓汤方，会发现效果会较八正散更确切。

六经辨证是张仲景在《伤寒论》提出的一种辨证方法，说是六经辨证，是不是就是辨别这六经或者十二经脉的病证呢？其实不是，张仲景本人并没有提"六经"这个概念，没有"经"字。比如《伤寒论》原文里"太阳之为病""阳明之为病""少阳之为病"等等，并不是"太阳经之为病""阳明经之为病""少阳经之为病"，有没有"经"完全不一样，前者强调的是太阳、阳明、少阳、太阴、少阴、厥阴，是按阴阳之气的多少分为六。提出"六经"这个概念的是朱肱在《类证活人书》里提出的"古人治伤寒有法，非杂病之比，五种不同，六经各异"。此语一出，混乱一时。六经辨证的实质是什么？它是根据阴阳消长盛衰的原理，经络理论、脏象理论，将外感病过程中所出现的多种证候，归纳为六类病证，即太阳、阳明、少阳、太阴、少阴、厥阴，来阐述外感病（及杂病）不同阶段的病理特点。实际上六经辨证也是以阴阳为辨证总纲，将阴和阳分为三阴三阳，包含了寒热虚实，比如阳明为热为实，太阴为寒为虚等等，当然临床辨证要复杂得多。

六经辨证的病位除了表里多一个半表半里。表指体表，即由皮肤、肌肉、筋骨组成的机体外壳，里指由食管、大小肠等组成的消化管道。而表之内、里之外即胸腹两大腔隙，为诸脏器所居之地，为半表半里。总的说来，就病邪集中反应的部位来说，或表或里或半表半里，或二者三者同时出现，但绝不出此范围。详见表6-27。

表6-27　六经辨证

部　　位	经　络	所主脏腑	所主体窍
表 ↕ 半表半里 ↕ 里	太阳经	膀胱、小肠	皮毛
	少阳经	三焦、胆	腠理
	阳明经	胃、大肠	肌肉
	太阴经	脾、肺	四肢
	少阴经	心、肾	骨节
	厥阴经	肝、心包	筋脉

掌握六条"金纲经"

对于六经辨证，在临床应用上，一个是主要用于外感时病，说明外感时病的演变、发展过程，有六经传变。但是实际上，由于三阳的腑证主要是指腑的病变，三阴病实际上是讲的五脏的病变，所以六经辨证就不仅仅是用于外感病，内脏的病、内伤杂病也可以用它来归纳。只是内伤杂病，那个三阳病的证候演变过程可能不太明显，而主要表现为太阴病、少阴病。

对于六经辨证的六条纲领性的言简意赅的重要条文，我们必须掌握，这是经典中的六条"金纲经"。

（一）"金纲经"第一条

太阳之为病，脉浮，头项强痛而恶寒。（《伤寒论》第1条）

太阳病属于表阳证，无论什么病，只要出现脉浮、头项强痛而恶寒为特征的证就可以划入太阳病。太阳病讲的其实就是风寒之邪侵袭人体，正气抗邪于肌表浅层所表现的症状。根据邪气的轻重和人体正气抵抗力的强弱，又可分为太阳中风之表虚证和太阳伤寒之表实证两类。这里需要补充的是，太阳伤寒初起的脉象并不全是浮脉，因寒主收引，寒主凝泣，脉象有时浮不起来，反而脉见沉象而且拘紧。张景岳讲过："其有寒邪外感，阳为阴蔽，脉见沉紧而数，及有头痛、身热等症者，正属邪表，不得以沉为里也。"《四诊抉微》提到："表寒重者，阳气不能外达，脉必先见沉紧。"又云："岂有寒闭腠理，营卫两郁，脉有不见沉者乎。"所以阴邪袭表，不能以脉浮作为表证的诊断依据。待寒邪化热，热淫于外时，脉才渐浮、渐大、渐洪等等。所以，太阳伤寒之表实证的主要特征是恶寒与脉紧。

恶风寒并非表证所特有，白虎汤证，热汗伤阳时可在壮热的基础上出现背微恶寒；火郁证，阳气内郁不达体表可恶寒；阳虚之人可恶寒；东垣的气虚贼火内炽同样可见恶寒表现。这些都非表证所特有，临床当细辨，表证的恶风寒初起即见、寒热并见且持续存在，同时可伴有其他表证，疾病发展过程中因伤阳或阳郁中途出现的恶风寒均不在此列。

太阳表虚证与表实证这两类属于太阳经证，其实就是一个表证，并且偏于风寒，如果经证没有解除，那么它又会循经络入腑，变成太阳腑证，当然这时候表证还是存在的。

（二）"金纲经"第二条

阳明之为病，胃家实是也。（《伤寒论》第180条）

这里的"胃家"包括了胃和肠，胃家实是说病邪充实于胃肠之里，按之硬满有抵抗者。凡病胃家实者，概称之为阳明病。

如果邪热充斥阳明胃经，临床表现为身大热、汗大出、烦渴引饮、面赤心烦、苔黄、脉洪则为阳明经证；热传大肠，与肠中燥屎相结，临床表现日晡潮热、手足汗出、脐腹胀满疼痛拒按、大便秘结不通，甚则神昏谵语，舌苔黄厚干燥，或起芒刺，甚至苔焦黑燥裂，脉沉实，属于阳明腑证。当然阳明经证与腑证都是后人总结的，仲景本身是没有这样去分的。

（三）"金纲经"第三条

少阳之为病，口苦、咽干、目眩也。（《伤寒论》第263条）

少阳病是热郁于半表半里的阳证，既不得出表，又不得入里。临床凡见到口苦、咽干、目眩者，多可诊断为少阳病。少阳病的提纲要活看，比如口苦咽干在阳明病白虎汤证也会出现，还要辨脉，脉一般是弦细的。在临床上少阳病还是比较普遍的，咽炎、肺炎、胃肠炎等急慢性疾病都可以出现少阳证候。可以说少阳病证既有表的一些表现，又有里的表现，但你说归里吧，又不像阳明经证热势那么明显，也没有腑证剧烈的腹满痛；说归表吧，它的寒热交替出现又不同于表证寒热同现的症状，它就是这样处于出入里外的一种胶着拉锯状态。

（四）"金纲经"第四条

太阴之为病，腹满而吐，食不下，自利益甚，时腹自痛。若下之，必胸下结硬。（《伤寒论》第273条）

太阴病已经属于里阴证了。凡见到这些特征的，即可确诊为太阴病。腹满就是腹胀，食不下就是食欲不振，自利益甚讲的是大便溏泻，时腹自痛是肚子隐痛。其实就是脾虚湿困的一些症状：腹胀腹痛、食少便溏。这里的腹满和阳明病的胃家实满是有明显区别的，一个为虚一个为实。腹胀太阴病宜温不宜下，若不慎而误下之会出现变证。

（五）"金纲经"第五条

少阴之为病，脉微细，但欲寐也。（《伤寒论》第281条）

少阴病临床上很重要的辨别依据是精神不振，总是想着睡觉，是心肾阳气虚衰的一种表现。脉微细是阳气不振鼓动无力的一种表现，除此之外还可能见到畏冷肢凉、下利清谷、呕不能食、小便清长、舌淡苔白、脉微细等虚寒症状。我们一般认为，少阴病可以出现寒化和热化两种类型。少阴寒化证是心肾阳虚证，一派虚寒症状，而少阴热化证就是心肾的阴虚阳亢，也就是心肾不交，会出现心烦不得眠，口燥咽干，舌尖红赤，或舌绛少苔，脉不是微细而是细数。

（六）"金纲经"第六条

厥阴之为病，消渴，气上撞心，心中疼热，饥而不欲食，食则吐蛔，下之利不止。（《伤寒论》第326条）

这个阶段是一种肝风内扰、乘克脾胃、寒热虚实错杂的这么一个状态，临床上可以表现出多种形式。

六经辨证如何辨证？一句话，先辨六经，再辨八纲，继辨方证。辨证，表里易知易辨，就像太阳表证和阳明里证比较单纯，凡属太阳病和阳明病都以提纲证为基础，不会超出那个范围。表证又有阴阳之分，阳者就是太阳病，一开始发热、怕冷、身疼痛，阴者就是少阴病，"脉微细，但欲寐"，一开始无热而恶寒；里证也是阴阳两类，阳者阳明病有热而不实（白虎类）和热而实（承气类）之分，阴者为"腹满而呕，食不下，自利益甚"之太阴病；唯半表半里的少阳证（在阳）和厥阴证（在阴）证候复杂。当临床上出现证候复杂难以鉴别的时候，可以用排除法，除去表里就是半表半里，而半表半里中属于阳性的或热或实的即为少阳病，反之阴性虚寒的即为厥阴病。

方证是六经八纲辨证的延续，于患者机体一般的规律反应的基础上，讲求疾病的通治方法。用太阳病来举例，我们都知道太阳病在表，宜发汗，不可吐下，那面对桂枝汤、麻黄汤、葛根汤如何辨证选方。这就涉及方证辨证。不管西医的原发病名是什么，上呼吸道感染、流行性感冒、伤寒、肺炎、麻疹等等，初发病时只要以脉浮、头项强痛而恶寒等系列的证候为特征，就列入太阳病的范畴，就依治太阳病的发汗方法治之。若同时出现头痛、发热、汗出、恶风者，与桂枝汤；若同时出现头痛、发热、身痛、腰痛、骨关节疼痛、恶风、无汗而喘者，与麻黄汤；若同时出现项背强几几、无汗、恶风者，与葛根汤；若同时脉浮紧、发热、恶寒、身疼痛、不汗出而烦躁者，与大青龙汤；等等。

🔅 辨证别忘抓主证

我们说证是医生面对患者时对疾病本质的一种概括，是医者得出的认识和结论。症就是症状，包括了患者的自觉症状和客观体征。可以说"证"的识别是建立在识"症"的基础上的。如果"证"是一片叶子，而"症"则是叶子上那纵横的纹路脉络，它是辨证的最基本依据和最细小单位。抓主证，是一种临床辨证窍门。主症群往往代表着主证。症状有很多，而主证则是最主要的症状，主证一般包含了两层含义[1]：一是比较固定的可以作为辨证依据的症状，一是能表达病变主要方面的症状。前者是分清"主客"问题，后者是分清"主次"问题。"主客"问题可以是"主次"问题，但不能完全涵盖"主次"问题。主证就好比常居家里的主人，比较固定，而客证就像来去无定踪的客人，可有可无。所以判定一个证候不是主客并列，而是要抓住能反映疾病本质的主证。疾病的本质体现于病位、病性之中。临床只要抓住体现病位、病性的症状，就抓住了体现疾病本质的主证。而且主证不能多，多就失去了意义。抓主证不能肤浅地理解为"头痛医头，脚痛医脚"的治标方法，它是中医治病求本原则的一个很好体现，它是众多病证的本质病理以及反映其本

---

① 张煜，王国辰. 现代中医名家医论医话选（诊断卷）. 北京：中国中医药出版社，2012.

质病理的脉证之集中体现。

《素问·至真要大论》上讲："知其要者，一言而终，不知其要，流散无穷。"所谓"知其要者"就是要抓要点，抓主证就是抓要点。由于抓主证就是辨标本，所以《素问·至真要大论》又说："夫标本之道，要而博，小而大。可以言一而知百病之害。"这个"一"就是主证。真正能"言一而知百病之害"者，只有脉象。《素问·三部九候论》曰："帝曰：何以知病之所在？岐伯曰：察九候，独小者病，独大者病，独疾者病，独迟者病，独热者病，独寒者病，独陷下者病。"如果能察出脉象中"独处藏奸"之处，也就能察出疾病的本质了。只靠诊脉一项来断定疾病的本质并遣方用药，实在是个高难度的动作，这是抓主证的最高境界，也是我等碌碌之辈高山仰止的地方。

还有一点，这里的抓主证的主证并不一定就是患者最痛苦的症状，如果患者原发病位和症状相符，那么这个病位体现的症状就是主证，比如肝气郁结的患者胁肋胀痛，没有其他部位的症状，那胁肋胀痛就是主证。患者自觉最痛苦的症状如果是个"标"，就不在抓主证范畴。比如哮喘患者同时大便秘结，腹胀拒按有抵抗，脉沉实有力，用通下腑实的方法后哮喘缓解，此时哮喘并非主证，医生通过查体后抓住的阳明腑实症状才是主证。《素问·五常政大论》曰："气反者，病在上，取之下；病在下，取之上；病在中，傍取之。"这就是标本的不一致。所以应详加辨识，去伪存真。主证在多数情况下只有医生才能诊察得到，非常考验医者的功夫，抓主证对于正确选择方剂并取得良效具有决定意义。它不同于一般意义上的"对症治疗"。

比如甘麦大枣汤的主证其实就抓住两个字：紧张！总是有一颗悬着的心放不下，总是有莫名的摆脱不了的压力和紧张，做一件事总是着急，沉不住气，是一种内心烦乱、躁扰不宁的感觉。不管何种病症只要出现了紧张相关的一些表现，就有甘麦大枣汤的用武之地。再比如治疗痰热内扰的温胆汤，尽管有焦躁等情绪表现，但突出的主证是"恐"，平时恐高恶心，怕病好不了，怕吃药无效副作用多，怕这怕那，这种"恐""怕"在患者那里看似是一种情绪表达，但其实上暗含了主证。

抓主证最后的落脚点就体现在对方剂的运用上。主证和方剂有着较强的对应性，主证又往往与最佳的方药联系在一起，抓住了主证就同时选择了对证的方药。有是证用是方，有是症用是药，方与方之间的适应证或主治症状不能雷同，方便区分。比如五苓散的辨证要点是突然水泻不止，或者口渴不止，水入即呕吐。当归芍药散方证是有贫血表现，同时有浮肿倾向，脸色不华或黄或白。香苏饮的方证则是饭后胃胀不痛，口淡胃冷加高良姜，瘦弱人可加人参、大枣（体质辨证）。左金丸方证是口苦、头痛、吐酸。香连丸方证是突然腹痛、腹泻、里急后重。平胃散辨证要点：一是舌苔白厚而腻，二是头身困重，三是腹部胀满。乌梅丸的辨证要点是口苦咽干而下肢畏冷、饮食欲冷但食后不舒、脉浮弦按之无力或细弱无力，而且发病多在夜半或凌晨，阴阳交替时分。三物黄芩汤的辨证要点是四肢烦热，尤其手心发烫，口干咽燥，便秘尿黄。保和丸的方证是口臭厌食、嗳气酸腐、腹部胀痛拒按、便臭不爽、舌苔腐黏。小建中汤的方证是消瘦易饥便干结。防己黄芪汤的方证为浮肿、易汗、乏力、膝痛。

我们希望能够不断地总结，即每一首有效的方剂，对应着独有的几个主证。方证辨证不是不辨证，它是在辨证基础上的一种高度凝练，方证辨证的实质是方证状态的辨证。不仅是几个主证、脉象，还包涵着体质的鉴别、疾病谱的查考等，在临床上有广泛的意义。比如同样是水泻，如果是体型偏胖、虽泻仍肥、腹壁脂肪堆积而偏软、能食易口渴则考虑五苓散；而体型偏瘦、水泻渐瘦、口渴轻微则考虑苓桂术甘汤，这里就考虑了体质的因素。

所以，抓主症或主证，是在辨证的前提下展开的。否则，就是只看表面，不看实质，犯了"头痛医头，脚痛医脚"的大忌。就好像树苗生病枝叶枯萎，这是主证，那怎么办？只是剪掉干枯的枝叶不是根本办法，是阳光太烈、水源不足还是虫蛀根烂？要找到根本原因。一个主症或主证，你要围绕它展开病机剖析，不用到其他症状参考不行，因此，就要整体地用辨"证"去衡量，最终，还是落到辨证上，才能搞清病机实质。

一个证候的出现，如果病情单纯，主证和客证能丝丝入扣，不难辨别。如果病情复杂主证和客证对不上号或者主证不明显突出，就要反思一下，是否一方面是病之因，而另一方面是病之果；或一方面是疾病的真实反映，而另一方面是病之假象；或一方面病情较轻，而另一方面病情较重以及是否属于兼夹症状，或者根本就是判断错误需要重新考虑。对待这些问题如果辨识不清，依然会坠入"头痛医头，脚痛医脚"的被动局面。再加上患者因受疾病折磨，可能出现主诉症状不能重点突出，甚至主要病情无法表达出来出现缺漏情况，或者有的人扩大病情，使得主诉症状不够真实。这都需要医者在"辨"字上下足功夫，细致观察、仔细辨析，取得真实而不是虚假的资料作为判定证候或疾病的可靠依据。

疾病在其重要的转折关头，更要抓住主要症状、体征作为观察证候转变的标准。细心留意一下其实不难发现，任何疾病在其转折关头，也必然有一两个症状或体征首先出现，其他症状、体征都是随着这种有预兆性的症状、体征的产生而产生的。这种有预兆性的症状和体征，都可以视为主证或主症。前人已经在这方面摸索出一些非常好的经验。比如外感伤寒后期，随着人体阴阳消长的不同或转为阳证，或陷入阴证，转阳则先见发热，入阴则先见肢厥，这就可以"热"与"厥"两症状作为主证。温病在确定"卫气营血"四个发展阶段的前提下，当病变深入一层，首先舌苔就发生变化，舌苔就像一个"动态监控彩色显示仪"，如舌苔黄白相兼为热在气分，舌现绛色为热入血分，其他症状都是随着舌苔的变化而变化的，故温病在发展过程中，可以舌苔的变化作为主证。

🏵 容易忽视的腹诊

六经辨证不能忽视腹诊，尤其是慢性病的腹诊比脉诊更重要，是反映虚实的重要指征，对于确定和鉴别一些方证有极其重要的价值。比如旋覆花汤，张仲景论其"肝着，其人常欲蹈其胸上，先未苦时，但欲饮热，旋覆花汤主之。"这种患者查其腹证，往往脐上1寸（水分穴，见图6-1）处有压痛，为心血瘀阻的一种表现，只要活动开就好，一休息就难受，属于天生劳碌命。四逆散证的腹证表现为肚脐的左侧中指0.5寸处有压痛[①]。桂枝茯苓丸证的腹证表现为左少腹压痛，血府逐瘀汤证的腹证表

---

① 刘保和. 《西溪书屋夜色话录》讲用与发挥. 北京：中国中医药出版社，2013.

现为敲击右胁肋部位时，剑突下痛甚。比如小陷汤证的腹证"正在心下，按之则痛，脉浮滑"。大柴胡的腹证是"按之心下满痛"。所以在我们以往对方证辨证的基础上结合腹证更能明确诊断，而且将

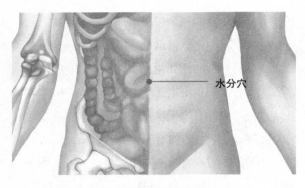

水分穴

图6-1　水分穴

腹诊的客观体征和方药①紧密结合起来的辨证更收到事半功倍的效果。一般来说，心下部软而无抵抗为虚证；按压腹部明显疼痛和有抵抗感为实证，我们列表示之，详见表6-28。

表6-28　辨腹证

辨 腹 证	辨 证	辨 腹 证	辨 证
心下部憋闷胀满感，按压无疼痛及抵抗感	气胀或痰阻	轻叩腹部能听到胃内水液振（流）动的声音	水饮
下腹部饱满紧实，腹肌偏紧张，按压不适和疼痛较明显，或可摸到硬块、条索状物（排除粪块）	瘀血	自觉或触及腹主动脉搏动的腹部动悸	大虚
沿肋弓下缘向胸腔内按压有抵抗感	柴胡类方	心下部自觉有阻塞、憋闷感，疼痛不明显	泻心汤类方
形瘦肤枯、腩肉萎缩、上腹部扁平而硬，腹壁薄，按之无底力	人参腹证	中食指并拢紧贴剑突下用力向胸腔内方向冲击性戳动1~2次，抵抗感明显	栀子腹证
腹壁瘦薄，腹部扁平，腹直肌挛急按之有绷紧感，重按有空虚感，如按鼓皮	桂枝腹证	腹部按之松软如棉，没有弹性，按之无不适及抵抗	黄芪腹证

① 李小荣，薛蓓云，梅莉芳. 黄煌经方医案. 北京：人民军医出版社，2013.

（续表）

辨 腹 证	辨 证	辨 腹 证	辨 证
按压上腹部有比较明显的疼痛和抵抗感，重者拒按，轻者嗳气，常伴胁下按压不适	大柴胡汤腹证	腹部饱满，腹肌有力，以脐为中心膨满，按之充实有抵抗感	防风通圣散腹证
上腹部腹肌高度紧张、硬实有力如豹腹，紧，用力按压则腹肌快速收缩抵抗，并有不适或疼痛感	柴胡加龙骨牡蛎汤腹证	下腹部松弛，按压松软可伴有小腹发冷、小便无力，或脐部以下的小腹突然变小	八味肾气丸腹证
下腹部松弛，按压松软，可伴有腰腹及腿部发冷	甘姜苓术汤腹证		

　　面对临床纷繁繁杂的症状时，医者最困惑的是方药的选择，"世有愚者，读方三年，便谓天下无病可治，及治病三年，乃知天下无方可用"。我们每个人都要经历"愚者"的过程，其实每个懵懂不开慧的人都会遇到此类问题，如何辨证，如何选方，如何选效方。如果辨证和选方能够合二为一，可以大大缩短中间的过程，少走很多弯路，这也是方证辨证更为人们推崇的理由。方证辨证强调方证，不是症状，也不是病机，而是由客观指征组成的、具有特异性的临床应用证据和指征。方证可以是症状群，可以是某种疾病，可以是某种体质状态，而更多的是一种夹杂体以比较直观的形式表现出来。

　　六经辨证不是单纯强调"辨证"[1]，它是辨病基础上的辨证。只管辨证而不识病或只强调辨病不顾辨证都是片面的。《伤寒论》和《金匮要略》阐述的因、证、脉、治的内容，无不体现了辨证与辨病相结合的辨证理念。在《伤寒论》中讲有杂病的辨证治疗，而在《金匮要略》中又有不少《伤寒论》的证治内容。如风湿病是杂病，但风寒湿三气杂至，自表而入，故可以见到与太阳病类似的证候，因此在太阳病篇中列出了桂枝附子汤证、桂枝去桂加白术汤证、甘草附子汤证，以此风寒湿三证与太阳病的证治作鉴别。又如：《金匮要略》中之痉病，属里燥筋急

---

① 孙继芬. 黄河医话. 北京：北京科学技术出版社，1996.

第六章　中医诊断之灵魂：辨证

201

之筋脉病变，但若由外感风寒引起，初起可以出现太阳表证，所以刚痉有葛根汤证的证治，而入里又有承气汤的证治，说明伤寒、杂病治无二理，有是证用是方；但痉病终归属于杂病范畴，自有其特殊规律，若起因风寒者，其风寒属标，而里燥筋急是其本，故治当以滋养筋脉为第一要义。

🌿案情回放　黄煌医案[1]

Z某，女，体瘦肤白、口唇偏红，大眼睛双眼皮。2011年6月25日初诊。主诉：上腹部疼痛不适、易腹泻1年。病史：近1年来，患者经常出现上腹部不适，进食后腹胀、嗳气甚至疼痛，平躺时可闻及肠鸣辘辘，易腹泻；无泛酸及恶心。经胃镜检查，确诊为慢性浅表性胃炎。间断采用中西药治疗，效果不佳，遂来诊。患者平素频发口腔溃疡，怕冷；月经量偏少；就诊时查舌尖红、苔白腻，脉滑。查体：腹肌偏硬，心下有压痛。2010年5月胃镜示：浅表性胃炎，幽门螺旋杆菌（+++）；病理检查提示：黏膜中度慢性炎症、轻度肠上皮化生。处方：黄连3克，黄芩6克，姜半夏15克，党参15克，干姜10克，生甘草6克，红枣20克。15剂。二诊：症状缓解，仍时感上腹部疼痛不适，闻及肠鸣；大便好转，晨起口苦。处方：黄连2克，黄芩6克，姜半夏15克，党参15克，干姜10克，生甘草6克，肉桂6克，红枣20克。7剂。三诊：上腹部不适感消失，肠鸣辘辘已无，但大便次数增多、质略稀。处方：黄连2克，肉桂6克，姜半夏15克，党参15克，干姜10克，生甘草6克，红枣20克。

🌀 **辨证点睛**　泻心汤类是寒热错杂之"上热、中痞、下寒"的消痞良方。按照六经辨证方证对应的原则，先选择半夏泻心汤，后结合唇舌红、肠鸣辘辘、痛证等阳郁冲逆之证再加肉桂显效。辨证准确的前提是要明晰类证鉴别，本案是方证辨证与体质辨证的结合。

🌀 **经典读白**　观其脉证，知犯何逆，随证治之。（《伤

---

[1] 李小荣，薛蓓云，梅莉芳. 黄煌经方医案. 北京：人民军医出版社，2013.

寒论》）

一般认为"观其脉证，知犯何逆，随证治之"是在"坏病"语境下做出的陈述。但其临床指导意义已远不限于此。可以将其理解为临床诊疗之总则。在疾病的治疗与发展过程中，必须随时注意观察疾病的脉与证的变化，随时注意不同治法引起的不同证候，注意辨证论治时的第一脉，第二证的辨证次序方法并随时根据证的不同特点，采用不同的治疗方法。

☯ 经 络 辨 证

经络辨证，说白了，就是对症状、体征进行分析归纳，对号入座，看看它的病位在哪一条经络，或者说在哪一条经络所络属的脏腑的病变。关于经络的实质研究者苦苦折腾了若干年也未见分晓，但我们可以确定的是，它既非血管也非神经，虽不可见不可触，但确实在人体上存在，而且是活着的人体上。《灵枢·海论》上讲经络"内属于脏腑，外络于肢节"。《灵枢·本脏》还提到："经脉者，所以行血气而营阴阳，濡筋骨，利关节者也。"我们可以把经络看成是一个网络系统，它一方面沟通内外上下，联络脏腑肢节；另一方面，滑利关节，濡润筋骨，调节气血阴阳。

经络简单地讲，包括经和络两部分，经脉包括十二经和奇经八脉。络脉包括十五络脉和难以计数的孙络、浮络。经络的主体部分是不可见的，有些部分如浮脉可见，指浅表一些小血管。经络中十二经脉和十五络脉运行的是气，络脉除十五络外主要运行血[1]。所以运行的不单纯是血液，而是有气有血。经络辨证先辨在经还是在络，再辨哪条经。辨清是否在络不难，主要看体表有无细小的络脉（小血管），若有，则病已入络，治疗当刺络出血。

曾有人研究，古老的中医学开始有两大学派：黄帝学派和扁鹊学

---

[1] 高树中. 一针疗法. 济南：济南出版社，2007.

派，我们现代看到的《黄帝内经》《伤寒论》和后世的医书，都是黄帝学派。《难经》据说就是扁鹊学派的传人秦越人所作，所以《难经》有些说法和《黄帝内经》不同。后人将秦越人当作扁鹊，其实秦越人只是扁鹊的传人，扁鹊是对他的尊称。扁鹊学派的最后一位传人是宋代著名医家窦材，著有《扁鹊心书》。为什么扁鹊学派没有发扬壮大。据说与其传授徒弟的方式有关。其选择传人非常严格，代代单传，没有好的传人宁可不教。窦材是个极具个性的医家，他说，历史上有三个扁鹊，"上古扁鹊者，扁鹊是也；中古扁鹊者，秦越人是也；当世扁鹊者，大宋窦材是也"。他在《扁鹊心书》中，开卷第一句这么讲，"谚云：学医不知经络，开口动手便错。"这句话道出了经络辨证的重要性。《素问·调经论》中云："五脏之道，皆出于经隧，以行血气，血气不知，百病乃变化而生，是故守经隧焉。"这里的经隧即经络。意思是说五脏都是通过经络建立联系运行气血，强调要把握好经络。《灵枢·经脉》中更是指出："经脉者，所以能决死生，处百病，调虚实，不可不通。"把经脉放在了"决死生"的高度，我们对其不可不知。

🏵 掌握经络用穴规律

经络辨证按理说很早就有了，一部《黄帝内经》中药方只有13个，方子少药更少，而针灸却讲了很多。但目前来说，临床上运用经络辨证的似乎并不普遍，除了针灸科的医生。临床上用得比较多的主要有两个方面：一个在讲头痛的时候分经辨证，比如根据太阳经行于身之后、阳明经行于头面之前，少阳经行于头之两侧，所以后脑勺痛是太阳经，眉棱骨痛属阳明经，太阳穴痛、侧头痛多考虑少阳经。另一个在讲肝经的病变时，因肝经循行过少腹、绕阴器、布胁肋、上额交巅，所以当出现胁肋胀痛、巅顶痛或者阴囊部位的病变时多考虑肝经的问题。

🐾 案情回放　足跟痛医案[①]

姚某，女，31岁。2008年6月6日初诊。主诉足跟痛三年，病起于产后，呈胀痛、掣痛，晨起较甚，余无不适。舌质淡红，舌苔薄白，脉细弦。证属肾气不足，湿滞瘀阻。治以补肾祛湿，活血通经。处以四妙散合桃红四物汤加减。处方：苍术9克，黄柏9克，生薏苡仁15克，怀牛膝15克，当归12克，白芍12克，川芎9克，桃仁12克，细辛3克，骨碎补15克。三剂水煎服。6月9日二诊：药后症状稍轻，上方黄柏减为6克，继服4剂。6月13日三诊：足跟痛明显减轻，舌脉同前。治以补肾为主。处方：生白术30克，生薏苡仁30克，骨碎补15克，杜仲15克，怀牛膝15克。三剂水煎服。6月16日四诊：足跟痛已无，运动后跟部稍有酸困感。上方加枸杞子15克，菟丝子15克，4剂水煎服巩固。

🐾 **辨证点睛**　这个年青的患者除了主诉足跟痛外，没有其他伴随症状。并且从神、色、形、态方面似乎也无法捕捉到明显的体质偏性。舌质淡红、舌苔薄白又是正常舌象，脉有点细弦也可为女子正常脉象。这时候出现了无证可辨的情形。这个时候从经络辨证的角度来看似乎可以找到切入点。足跟属肾经所络，病起于产后，历经三年，考虑有潜在肾虚的可能，病位定在肾；晨起痛甚且呈胀痛、掣痛，考虑病性为邪实阻滞经络，不通则痛；另外下焦病大多兼湿，产后多夹瘀。综上推理，辨证当属本虚标实，肾虚为本，湿邪瘀滞，经络不畅。所以在辨证进入死角，无证可辨时，经络辨证也不失为另辟蹊径的一种方法。

🐾 **经典读白**　阴盛而阳虚，先补其阳，后泻其阴而和之。阴虚而阳盛，先补其阴，后泻其阳而和之。（《灵枢·终始》）人体的疾病是阴阳平衡失调的结果，因此有虚实的不同。针灸治疗就是通过经络、腧穴的作用，补虚泻实，扶正祛邪，调整其经气，恢复营卫气血

[①] 高建中. 临证传心与诊余静思——从张仲景到李东垣. 北京：中国中医药出版社，2010.

第六章　中医诊断之灵魂：辨证

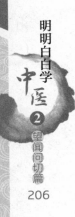

的正常循行，恢复阴阳的动态平衡。先补其虚后泻其实不仅是补泻的先后步骤，也是标本缓急的根本治法。正所谓攻实无难，伐虚当畏。不论用针用药，道理皆然，都应先顾正气，后治邪气。比如胆虚而肝实①的患者，既有易惊失眠的胆虚症，又有两胁胀痛的肝实证，对此治疗宜先取胆经丘墟穴以补其虚，后取肝经的行间穴以泻其实，有序方能有效。

① 张明泉，李成卫. 中医名著名篇临床导读. 北京：中国医药科技出版社，2010.

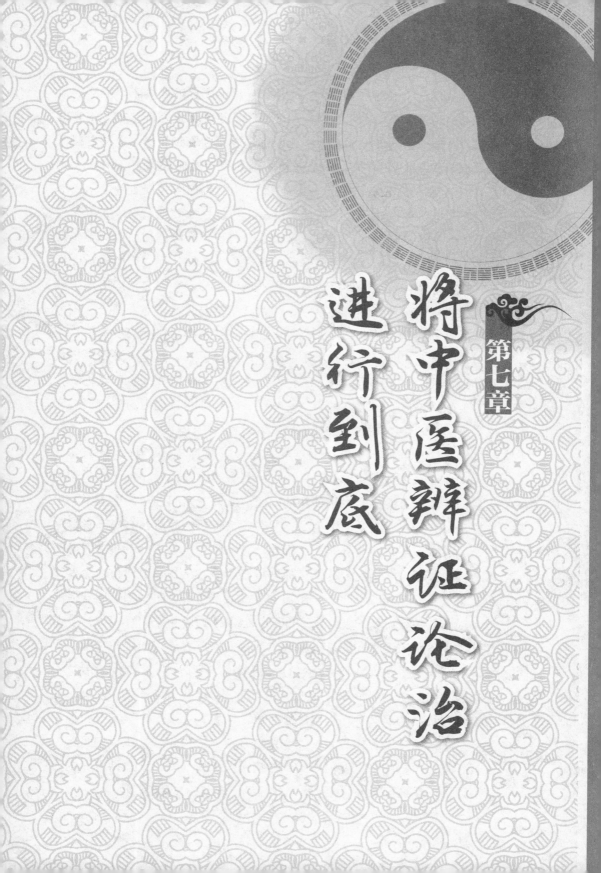

第七章

将中医辨证论治进行到底

辨证论治，一定要具备理、法、方、药，这个理就是个辨证的过程，确定病位、病性和起主导作用的脏腑，接着就是因证选方、因方遣药了。人体的疾病变化，总的来说，都可以用阴阳、气血、虚实这些概念来加以概括。在病性上可以总分为亢盛和衰退两大类，在治疗上则相对应地有补和泻两大法器，具体来说"盛者泻之""虚者补之""治热以寒""治寒以热"，通俗地理解就是对抗性地处理。就像肥水充足的山楂树往往新梢多、长势旺，如果不遏制这种长势，往往成花不多结果少，或只开花不结果。通过修剪，如摘心、拉枝、环剥等措施，促生分枝，稳定树体长势，促进成花结果。这就是"盛者泻之"的道理。当然，如果麦苗营养不够长势差了，那就施些营养肥料"虚者补之"。大自然的道理都是相通的。一如范进中举，突然过度兴奋高兴过头了，疯癫得神志有些失常了，这时候不能顺着他的性子来，而是要采用对抗式的处理方式。范举人岳父大人一记耳光使其如梦初醒，这也可以理解为情志上的一种"盛者泻之"。进一步说，对待那些长期虚弱病恹恹的人来说，"虚者补之"，炖点参汤鸡汤确实可以让身体强壮一些。

但是，世间的事可并不是非黑即白、非盛即虚、非热即寒等如此简单。单凭寒热虚实温清补泻来治疗疾病是不够的，有时不但达不到治疗目的，反而可能会产生各种新的问题。所以《素问·至真要大论》里这样说"方士用之尚未能十全"，"有病热者寒之而热，有病寒者热之而寒，二者皆在，新病复起"。说的就是临床上并非表面看起来那样简单，理论归理论，用起来并不是那样得心应手。比如一个便秘的患者，看上去只是一个肠腑不通。我们知道下水道不通了，用一些疏通管道的设备或药剂使其淤堵的浊物疏通即可，但人体的肠腑千回百转，其复杂性远胜于下水道工程，如果只看到了便秘的表象，一味地用番泻叶、果导片等消导的方法，其结果便秘只会越来越严重。一个高烧的患者，看上去表现出一派热象，热者寒之嘛，可是一大堆抗生素下去，高烧不退甚至持续数月的病例不在少数。哪里出了问题？《素问·至真要大论》里有一小段话给了我们答案："令要道必行，桴鼓相应，犹拔刺雪污，工巧神圣，可得闻乎？岐伯曰：审察病机，无失气宜，此之谓也。"要提高疗效，就必须跳出常规思维，进一步分析患者的发病机转。

在这个过程中有些具体的法则是非常重要的。我们说西医治病重视对症治疗，什么症状就用什么药，比如感冒发热，吃点解热镇痛药，加点抗生素，配点维生素，用药模式基本类同，所不同的只是用药等级和出厂品次。中医不同，它有五条比较关键的法则。

☯ 中医辨证五大关键法则

❖ 治分标本定缓急

说的就是标本缓急的问题。标和本有三种含义[①]，即"先病为本，后病为标；正气为本，邪气为标；在里者为本，在表者为标"。我们可根据具体病情予以划分，然后区别何者为急，何者为缓，给予恰当的治疗。一般在标本不急的情况下，应该是先标而后本，或标本兼顾。但在标或本之一方特别急重的时候，如果不速治可引起疾病的恶化或危及生命的情况下，就应当"急其所当急，缓其所当缓"，也就是说"标急先治标，本急先治本"。如果标本双方发生显著变化，其病证的本质已发生改变，这时应药随证转，灵活施治。

《黄帝内经》里这么讲"从内之外者，调其内；从外之内者，治其外"，"从内之外而盛于外者，先调其内而后治其外；从外之内而盛于内者，先治其外而后调其内"。就是说如果一个国家有敌人打过来了，同时内部出现了混乱，那内部的矛盾要先暂停一下，毕竟是人民内部矛盾，先一致对外解决敌我矛盾，把敌人赶跑了再说。比如外邪伤人后出现头身疼痛、恶寒无汗的表证，同时又出现了拉肚子，怎么治？先治表，表解了，再治里。《伤寒论》里有一条就是："太阳与阳明合病者，必自下利，葛根汤主之。"葛根汤完全就是一个解表方。这就是"从外之内而盛于内者，先治其外而后调其内"。

---

① 张煜，王国辰. 现代中医名家医论医话选（诊断卷）. 北京：中国中医药出版社，2012.

比如说，一个肝硬化患者，属于内吧，可以出现黄疸、肝区疼痛、肝肿大、腹胀这些症状，同时有的人还会出现身痒，痒得很厉害。患者到医院最希望医生把他最难受的痒先解决一下。这时候医生不能把治痒作为首要考虑的，而是仍然要治肝，清利湿热，湿热清除完了，痒自然会缓解。这就是"从内之外而盛于外者，先调其内而后治其外"。再比如说一个慢性腰痛的患者，这两天突然感冒发烧、咳嗽，那医生肯定先要把急的外感治好，然后再去治腰。这就叫急则治标，缓则治本。

❀ 治病求本分主次

还拿感冒来说事，我们中医要搞清楚是风邪、寒邪、暑邪、湿邪、燥邪等哪门子邪气在兴风作浪啊？风热的要用银翘散、桑菊饮；风寒的要用荆防败毒散或麻黄汤、葱豉桔梗汤；夹湿的要用羌活胜湿汤，夹暑的要用新加香薷饮，夹燥的要用桑杏汤；有气虚的要用玉屏风散。所以要辨别清疾病性质，抓住主要矛盾，施以不同方药，治病求本。

另外，同时间出现的两组证候表现完全相同，但细究起来，有一个由此及彼的因果关系在里面，这时候要分清因果辨好主次。比如前人总结的关于"喘胀相因"的经验，正所谓"先喘后胀治在肺，先胀后喘治在脾"。二者均表现出气喘、腹胀等肺脾同病的症状，但气喘、腹胀不能放在同一个层次同等看待，开个会都有领导嘉宾、列席成员的主次之分，肺脾同病自然有"肺病累脾"和"脾病累肺"的不同。这时候一定要辨清楚主要病变究竟在肺还是在脾？就像外包装再好也只是个形式陪衬，重要的还是包装里的实物。如果辨识不清，就会犯买椟还珠的错误，主次颠倒，直接影响到后面的诊治效果。如果病在肺而温补健脾，必然导致肺气壅满而喘促得更厉害；若病在脾而给予清降肺气的治法，中气受损必然加重胀满的程度。结果气喘和胀满都得不到解决。所以不能仅将一堆症状与脏腑辨证机械地对号入座，要从因果关系上找到主要病变所在，这也是治病求本。

五脏六腑如左邻右里，生理病理上都彼此相互联系，所以临床上会有这种情况出现，就是尽管表现出来两种证候表现，而其病只在于一个方面，或症状表现在这一方面，其实追溯源头，病根起源于另一方面，说来说去都是"城门失火殃及池鱼"的结果。这就需要同中辨异，找到真正发病的脏腑。比如：怔忡是属于心的症状，而肝阳上亢会出现眩晕、耳鸣怔忡；狂妄神昏属心，而胃热上攻会出现潮热便结、腹满痛、谵语狂妄；咳喘属肺，而肾气上逆则少腹逆动、动则咳喘；呕吐属胃，而肝胃失调则胁肋胀痛、呕恶厌食；便秘属大肠，而肺气不降则咳喘气逆、大便秘结；便泻属大肠，而肺热下迫则后重里急、便泻灼热；尿癃属膀胱，而肾虚水闭则腰痛、浮肿、尿闭；小便涩痛属膀胱，而心火下注则口舌生疮、尿赤涩痛；等等。

从症状同时出现的横向来看要区别对待，从疾病发展的纵向趋势来看，同样要区分主次。因为随着发病情况的变化，原来确定的主证，也会随之转变，甚至主次发生相互变易。

虚实补泻顾正气

中医经常讲一句话："邪气盛则实，精气夺则虚。"意思是在邪气很旺盛的时候是实证，而精气也就是正气虚衰的时候是虚证。中医治病的时候一定要分清是邪实还是正虚，抑或是虚实夹杂。如果是虚实夹杂，还要进一步分清是以实为主还是以虚这主，"微者调之，其次平之，盛者夺之，汗之下之"，这都非常重要。临床上虚实夹杂的患者比较多见。比如老年人习惯性便秘，很多人买番泻叶或者大黄吃，吃了就泻，并且有人出现少气乏力，连走路都摇晃，那就是没有辨证，过度攻伐造成了虚证。还有就是目前肿瘤的治疗手段。一些人在经过西医的放化疗之后，出现面白、脱发、呕吐一派虚象，这个虚证不是因为本身癌症所导致的虚，而是因为治疗造成的攻伐太过伤了人体的正气，这种过度治疗的方法只能加速病情的恶化。所以，治癌症的时候，一方面要考虑邪气，更重要的是保护正气，这样才能延缓患者的生存时间达到治疗的有效性。

三因制宜明体质

中医治病强调整体观，我们不能眼睛只盯在人生的病以及细菌、病毒如何如何，不仅要看到这个生病的人，而且要把这个人放在周围的天地中，考虑到天地的因素。中医重视根据四时气候的变化去处方治病，比如夏天多暑热、冬天多寒冷，辨证用药要区别夏天和冬天的不同。另外，春天以风热为主，夏天以暑湿为主，秋天以湿和燥为主，冬天以风寒为主，这就是我们的因时制宜，时令不同，治法就有差异。

因地制宜，就是要考虑到地域的差异。《素问·异法方宜论》明确指出："医之治病也，一病而治各不同，皆愈何也？岐伯对曰：地势使然也。"比如西北高寒而多风寒，南方温暖而多温热，临近江、河、湖滨或居处低下、潮湿，则易患湿盛之病；经常接触水湿的职业，如果防护不善，则易得寒湿痹证，高温烈日暴晒作业，常易耗阴生热等。临床上我们也发现，像一些哮喘的老病号，冬天发作得厉害，平时吃药吃了一大堆，时好时坏，结果冬天跑到海南去，症状就会缓解很多，甚至不发。川妹子怎么吃辣椒都皮肤光滑细腻，但广东人连吃几个"妃子笑"荔枝就冒痘上火。这就是"地势使然"的道理。

那么因人制宜就是要考虑到人本身的差异性。人有男女老少之分，体魄有强弱，腠理有厚薄，形体有盛衰，体质有寒热。外邪伤人后，疾病会随着人的体质而发生变化。比如两个人同时淋雨感冒，但因为二者体质有别，有的是阳热体质，有的是阴寒体质，尽管受的外邪相同，结果却可能一个是热感冒，一个是寒感冒。再比如，觥筹交错、推杯换盏间最容易醉人。但有的人醉酒后声音高亢、面红耳赤、滔滔不绝，这是阳盛之人的表现；而有的人手发冷、脸发白，如一滩泥一样倒下就爬不起来了，这是阴盛之人的表现。所以，决定发病性质的一个非常复杂而重要的因素就是体质因素。对体质的详细辨证对疾病的诊断有着非常重要的意义。清代名医徐灵胎在其《医学源流论》里说过："天下有同此一病，而治此则效，治彼则不效，且不唯无效，而反有大害者，何也？则以病同而人异。夫七情六淫之感不殊，而受感之人各殊，或气体有强弱，质性有阴阳，生长有南北，性情有刚柔，筋骨有坚脆，肢体有劳逸，年力有老少，奉养有膏粱藜藿之殊，心境有忧劳和乐之别，更天时有寒暖之不同，受病有浅深之各异。一概施治，则病情虽中，而于人之气体迥乎相反，则利亦相反矣。故医者必细审其人之种种不同，而后轻重缓急，大小先后之法，因之而定。《黄帝内经》言之极详，即针灸及外科之治法尽然。故凡治病者，皆当如是审察也。"

具体说来体质如何形成？如何判断体质？一般来讲，体质是由先天因素决定的，受后天因素影响而形成。小老虎再弱，骨子里也是老虎的基因。如果父母都是运动员，那孩子体质自然强健；如果父亲偏阳热，母亲偏气虚，那孩子可能随其之一。先天是没法改变的，但后天的环境和饮食习惯又可以对体质形成一定影响。比如一个人年轻的时候偏瘦，偏气虚，但工作的关系长期饮酒，到中年时可能发福变胖，成了一个痰湿郁热的体质。当然，我们都希望自己属于阴阳平和之体，但其实这种可能性非常小。大部分人，总是表现出或有余或不足的体质偏性。也正是这种偏性，决定着我们的身体最容易罹患哪方面的疾病。

一般来说，最常见的体质类型分成虚实两大类。虚性体质，主要有气虚、气血两虚、阴虚、阳虚这几种。如果一个人平时说话声音低微，时感疲乏，经常感冒，舌体胖大有齿痕，那就是个偏气虚体；如果眼睛经常干涩，头晕失眠多梦，女性月经量少色淡，多为血虚体质，血虚常与气虚并见；如果身体很瘦小，晚上睡觉经常汗出，舌红苔少，偏阴虚体质；如果平时容易怕冷，衣服总比别人穿得多，大便偏烂，舌淡白，多属阳虚体质。实性体质一般包括：热性、寒性、湿盛、湿热、气滞、血瘀或者几种混杂型。实寒性一般少见。面赤舌红、急躁易怒属热；体胖痰多苔腻属湿；胸闷胁胀属气滞；口唇紫暗属血瘀。所以，李逵应该属于实性体质，关公属于热性体质，而林黛玉应该属于虚性体质偏气滞型。生活中很多人不是单纯的一种体质，往往是两种或者三种以上混杂的体质，而且随着年龄的增长，体质还会发生一些变化。

所以，临床看病一定要重视邪从人化，因人制宜，正所谓"病之阴阳，因人而异"。病因相同，患病时间、地点无二，然人之禀赋和体质的差异，就会出现不同，甚至相反的证候。比如同为感冒，同时间、同地点的人患病，一个林黛玉，一个刘姥姥，一个贾母，一个焦大，就因为体质有别，病起来也是"花样迭出"。临床上会看到或是风热、风寒之异，或有夹湿、夹暑、夹积之别，更复有气虚、血虚、阴虚、阳虚外感之殊，立法治疗自然是不一样的。所以吴又可说过："凡年高之人，最忌剥削。设投承气，以一当十；设用参术，十不抵一。盖老年营卫枯涩，几微之元气易耗而难复也。不比少年气血生机甚捷，其气勃然，但得邪气一除，正气随复。"说的就是这个道理。《黄帝内经》中有阴阳二十五人之分。《灵枢·通天》还指出少阴、太阴、少阳、太阳及阴阳平和之人体质各异，治疗自然不同。一个胸阳不振、背部畏寒之人，如果本身是火性体质，在用到通阳散寒的桂枝时就可能出现牙痛等上火症状，如果能明察秋毫，问清楚患者平素的体质情况，改用宣通阳气但比较平和的薤白，就可以避免滋生他症。另有一些虚寒体质之人，用药一不小心就会伤及阳气。对于这类体质之人，即使患了热证，需要投以较为平和的寒凉药，如升麻、金银花、牡丹皮、地骨皮、蒲公英等，尽管都是凉字辈的，但总好过那些黄连、黄芩、黄柏、石膏等大苦大寒之辈。当然，可以适当地配以少许的干姜、砂仁等。讲了这么多，其实就是心里要常挂这根弦，知病有邪从人化之异，则立法遣方自当常中有变，治随证转，既重视病因的差异，更要重视病体的特殊性，法无定法，不拘守死法成方。

所以，"气有多少，病有盛衰，治有缓急，方有大小"，因时因地因人制宜，实际上就是中医的一个整体观。

谨察阴阳平调之

《黄帝内经》中讲"阳胜则阴病""阳病治阴，阴病治阳""阴胜则阳病"，怎么理解？阴胜就阴寒太盛，伤了阳，那治的时候要治阴，阴霾驱散太阳出，要驱除阴寒来扶阳气；如果阴偏虚，造成阳亢，即阴虚阳亢照样治阴，"壮水之主以制阳光"，通过滋阴来抑阳，这就是"阳病治阴"。再说"阴病治阳"，如果阳偏盛就会伤阴，"阳胜则阴病"。凡是急性热病都会伤阴。就像烈日炎炎烤得田地干旱开裂一样，伤寒阳明病出现的白虎汤加人参汤证，大热、大渴、大汗以及气短、脉芤就是热盛伤气阴的表现。大承气汤证腹满、潮热、口干便秘甚至神昏谵语就是要急下存阴，温病后期特别注重养阴都是治阳热的体现，好比一场甘霖就会洗去火热，缓解旱情一个道理。如果阴盛是因阳虚引起的，也要治阳，益火之源以消阴翳，就像冬天的屋子里生了火，房间就会慢慢暖起来。所以《黄帝内经》说："谨察阴阳所在而调之，以平为期。"这就是平调阴阳。

中医辨证与辨病的完美结合

　　我们说中医学在长期的医疗实践中创立了多种辨证归类方法，有八纲辨证、脏腑辨证、气血津液辨证、三焦辨证、经络辨证等，还有一些体质辨证、方证辨证、五行辨证等提法。每种辨证法的背景、历史延革都不相同，那么面对一个患者，究竟用哪种辨证方法来辨证？我们说，每种辨证方法都有各自的内涵外延，每种方法都有局限和不足，但总的来看，这些辨证方法又是互相联系的。临床上面对纷繁复杂的情况，多一种方法就多一种辨证思路。

　　辨证论治一直被中医奉为金科玉律，两千多年来一直指导着临床，但是任何事物都有其局限性，辨证并非完美，它也有不足之处，强调辨证并不排斥辨病，要使诊治完整全面必须辨病与辨证相结合。辨证是中医独特的治疗方法，是对疾病临床表现及其动态变化的综合认识，具有较强的个性，在特殊情况下有助于处理一些诊断不明的疑难病；辨病有利于认识病的特异性，掌握病变发生发展的特殊规律，把握疾病的重点和关键，加强治疗的针对性，有助于治疗没有症状的疾病，避免单纯辨证的局限性。徐灵胎说过："欲治病者，必先识病之名，一病必有主方，一方必有主药。"辨病是辨证的基础。辨证需识病，识病当要辨证。而且，辨病不能单纯理解成辨西医的病。中医的病名内容很多，有些至今仍有特殊意义。所以要辨中医之病，还要辨西医之病。同一疾病可因病因与体质差异而出现"同病异治"，不同的疾病又可因所处阶段

第七章　将中医辨证论治进行到底

215

与证候性质相同出现"异病同治"。这两者都重在辨证，旨在抓住疾病过程中的主要矛盾。然而不同的疾病，往往具有不同性质的病理特征，因而辨证辨病必须两者相结合。如治疗咳血，有属肺热肺痈之痰多腥臭、咳脓血，肺痨之咳血、消瘦、潮热、盗汗等，因所系疾病不同，症状不一，治疗亦各有异同，前者以清泄痰浊为主，后者以养阴清肺为主，疗法各有侧重。

再比如遇到一个"胃病"患者出现症状不典型的"心下痛"，有必要时一定要进行相关检查。排除非"胃病"所致的心下痛以后，再进一步证实其病位所在，明确病变性质，是炎症、溃疡、萎缩还是肿瘤。因为病变的早期，不借助西医的检查手段，单靠中医宏观辨证，仅从肝气郁滞、瘀血阻络等在病因及机体功能失调反应状态所做出的总体说明是不够的。疾病可能在总的量变过程中出现部分的质变，像胃病广泛炎症中的部分萎缩，慢性萎缩性胃炎与消化性溃疡合并存在等。所以，在传统中医诊疗方法的基础上，借助于现代科学技术，可以有利于疾病的早期诊治、防止误诊误治。比如直肠癌的早期，其症状主要是肛坠、便血，往往和慢性痢疾、慢性结肠炎、内痔相混淆。如果仅仅按便血治疗，可能会暂时止血，但再次复发后病情可能由早期发展到中晚期，错过早期根治的最佳时机。另外像尿血，原因很多啊，泌尿系感染、结核、结石、肿瘤都可能是"肇事者"，那么通过现代医学检测方法，尽可能明确诊断，做到心中有数，就可避免误诊误治。还有鼻衄，一般对症治疗，投以清热凉血的方药，均可见效。但是如果治鼻衄时多个心眼，思路放宽些，结合西医辨病，就可能不会漏掉因鼻衄来求治的鼻咽癌患者。当然，西医也有很多疾病即使运用最先进的技术也检查不出来，存在诊疗盲区，我们不能强求，但要尽可能利用有利于疾病诊疗的各方面条件。

辨病和辨证结合还可以大大丰富我们的临床治疗思路。比如内耳眩晕证，中医治疗眩晕有从火、虚、痰等治疗的差异，而现代医学认识到它的病理是迷路水肿，采用镇降利水的治疗方法，从而拓宽了治疗思路。再如患者出现结、代、促脉，中医认为心气大虚之象，而现代病理学出现这种脉象往往心脏呈瘀血状态，那么在常规辨证的基础上又多了活血化瘀的思路。

辨病和辨证结合还可以提供判断疗效的标准。以前人们治一个水肿的患者，几剂药下去，一看肿消了，应该就算治好了，但现在不能这么主观，好不好需要尿检说了算。再说黄疸，一般一两周退黄后不能算治好，还要看看肝功能指标是否恢复正常。所以借助于西医这些生化指标，可以为治病提供一个客观标准。

在具体细节上，运用中医和西医、辨证和辨病相结合的方法，既可对患者的局部变化进行深入分析，考虑病因及病变的特异性，又可从机体反应的特异性考虑，对患者的整体反应做出相应调节。所以，辨证也好，辨病也罢，要二者结合，这"鱼"和"熊掌"我们都要。

国医大师周仲瑛特别强调临证尤应掌握证之"六性"①，即特异性、可变性、非典型性、交叉性、夹杂性及隐伏性。证的特异性指证候的独特主证、特异性体征，对临床辨证有重要意义，如见到五更泄泻或下利清谷，结合有关兼证可诊为肾阳不振。证的可变性是指在疾病过程中，由于病机演变发展和治疗等因素的影响，证的相应动态变化，从而有利于把握其跨界证，提高预见性，如卫气同病、气营两燔证等。证的非典型性是说有的证候缺乏特异性，处于临界状态，这时应当通过类证鉴别，比较分析，从否定中求得相对肯定，予以相应的治疗。证的交叉性即指两类证候的复合并见，如肺肾阴虚、肺脾气虚，此时应辨清主次，明确前者重在肾，后者重在脾。证的夹杂性指患有数种疾病而致证候的相互夹杂，如合病、并病等，治宜抓住主要证候，引时可按其基本病理，结合辨病及患者体质状况，综合处理。

中医辨证过程中常常会出现无证可辨的囧事。传统中医一直认为"人之所苦即为病"，那可不可以理解成人无所苦即无病呢？其实是不对的。有些疾病比较狡猾，有些时候体内已经有病灶潜伏，但相当长的时期内无任何表现，不露出蛛丝马迹，而人体也无明显痛苦。比如像胆和泌尿系结石、乙型肝炎、良性或恶性的内脏及深层次组织肿瘤，在一定的时间内可无明显症状，很多人都是在体检过程中偶然发现的，你

① 张煜，王国辰. 现代中医名家医论医话选（诊断卷）. 北京：中国中医药出版社，2012.

能说无病吗？而一些疾病的早期如慢性白血病，早期常无自觉症状及体征，而对于此类患者来说，早期发现早期治疗又特别重要。再如肾炎常常表现为隐匿性状态，早期或整个过程的症状并不明显，经化验发现患者常有蛋白尿、血尿及小便异常的情况，有时情况已经非常严重了，甚至出现了肾功能衰竭才被发现。此外，急性肾炎、浮肿等症状经过治疗已消除，在过去病人和医生都认为病已痊愈，现在通过检验小便尚有蛋白尿和红、白细胞，那就不能认为是痊愈。正因无明显自觉症状和体征，中医多无从辨证，有可能造成延误或失去有利治疗时机。中医讲"有诸内必形诸外"，虽然揭示了事物的一般规律，但事物本质的反映可以是多层次的，不一定反映在我们传统认识的四诊这个维度之内，因此利用传统的四诊也就难以收集疾病反映出来的一些特殊表现，从而也就无法辨证，更难施治。所以我们不能满足于"证"，我们中医要认识到传统四诊的局限性，把现代先进的诊疗手段和方法包括X线、超声波、磁共振及实验室检查这些吸纳过来，强大自己的诊疗羽翼，以其之长补己之短，"他山之石，可以攻玉"。

结　语

　　人，一定会生病，无论医学科技如何发达，病是永远看不完的，一如雨后春笋般，总会时不时冒出来几个新病种，总是有这样那样的问题解决不了，这是常态。真正邪气害人的比如外感六淫，用药治疗也是最快的，但更多数情况是不招自来的祸端，像伤于七情、饮食无度、起居无常、劳逸无度，各种不良生活方式、不良心理状态所引发的各种内伤杂病、慢性病等等，说白了，就是自己惯出来的。面对诸多疾患，要想完全治愈，不能完全将自己托付给医生，药物治疗不是最主要的，更重要的是反求诸己，起心动念、言行举止间都要做出根本性的改变。三分治七分调不是一句空话，这个七分就是靠患者自己的觉悟和决心来实现的。所以不害怕疾病，学会调适与疾病共存这种心理状态可能显得更实际、更重要。

　　记得曾经看过一段文字，说欧洲人类学家发现在一座大洋中间与世隔绝的小岛上，人的寿命都活得很长，而且幸福指数也非常高，于是人类学家就本着科学主义精神对他们的健康做了一次深入的调查。调查者发现岛上的老人并没有比我们富足健康多少，一样都是疾病缠身，他们之所以长寿并没有什么特殊的秘密，而是因为当地人觉得，人老了有病痛都是一种正常现象，不以为然、心态平和……正好印证了那句话：你若盛开，蝴蝶自来；你若安然，天自安排。不妨换个心境，避开纷扰与焦躁，享受生命所赐予我们的平和与宁静，同时也接受命运带给我们的病痛与苦难，或许我们更要学会慢慢放下那颗执着不屈的心，如若放下了，便是拥有了。一念放下，万般自在。

彩 图

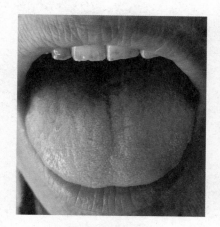

彩图1 娇嫩舌

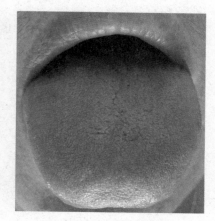

彩图2 胖大舌

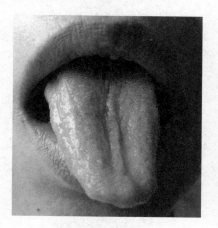

彩图3 瘦薄舌

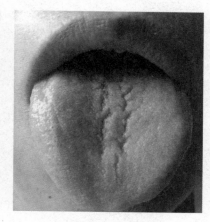

彩图4 淡红舌

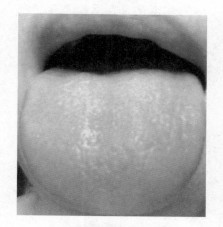

彩图5 红绛舌

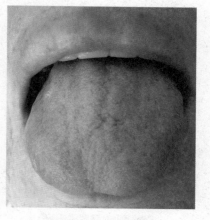

彩图6 青紫舌

彩

图

221

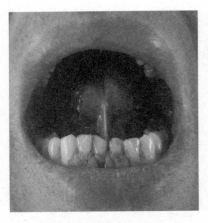

彩图7　舌下静脉曲张

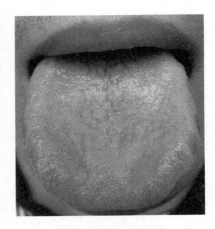

彩图8　齿痕舌

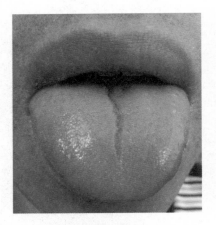

彩图9　裂纹舌

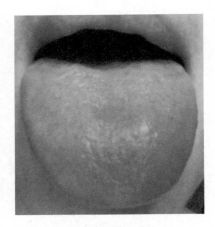

彩图10　镜面舌

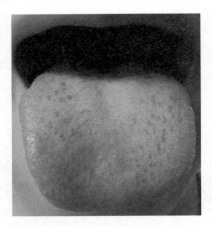

彩图11　腻苔

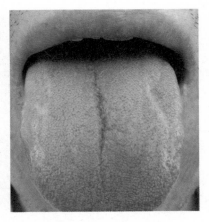

彩图12　舌边白涎